Ratgeber Einkoten

Ratgeber Kinder- und Jugendpsychotherapie
Band 15

Ratgeber Einkoten
von Prof. Dr. Alexander von Gontard

Herausgeber der Reihe:
Prof. Dr. Manfred Döpfner, Prof. Dr. Gerd Lehmkuhl,
Prof. Dr. Franz Petermann

Ratgeber
Einkoten

Informationen für Betroffene,
Eltern, Lehrer und Erzieher

von Alexander von Gontard

HOGREFE 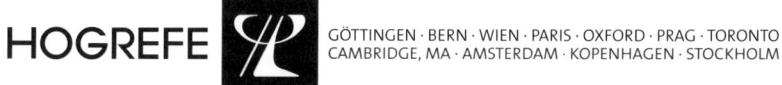 GÖTTINGEN · BERN · WIEN · PARIS · OXFORD · PRAG · TORONTO
CAMBRIDGE, MA · AMSTERDAM · KOPENHAGEN · STOCKHOLM

Prof. Dr. Alexander von Gontard, geb. 1954, ist seit 2003 Direktor der Klinik für Kinder- und Jugend-psychiatrie und Psychotherapie, Universitätsklinikum des Saarlandes, Homburg.

Bibliografische Information der Deutschen Nationalbibliothek

Die Deutsche Nationalbibliothek verzeichnet diese Publikation in der Deutschen Nationalbibliografie; detaillierte bibliografische Daten sind im Internet über http://dnb.d-nb.de abrufbar.

© 2010 Hogrefe Verlag GmbH & Co. KG
Göttingen · Bern · Wien · Paris · Oxford · Prag · Toronto
Cambridge, MA · Amsterdam · Kopenhagen · Stockholm
Rohnsweg 25, 37085 Göttingen

http://www.hogrefe.de
Aktuelle Informationen · Weitere Titel zum Thema · Ergänzende Materialien

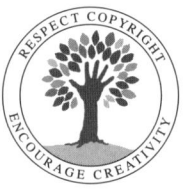

Umschlagabbildungen: © Getty Images, München
Illustrationen: Klaus Gehrmann, Freiburg; www.klausgehrmann.net
Satz: Satzpunkt Ursula Ewert GmbH, Bayreuth
Gesamtherstellung: AZ Druck und Datentechnik, Kempten
Printed in Germany
Auf säurefreiem Papier gedruckt

ISBN 978-3-8017-2275-3

Zielsetzung des Ratgebers

Dieser Ratgeber informiert über verschiedenen Formen, Ursachen, Verlauf und Behandlungsmöglichkeiten beim Einkoten. Die Informationen richten sich überwiegend an Eltern, können jedoch auch für Lehrer, Erzieher sowie für ältere Kinder und Jugendliche von Interesse sein. Enkopresis (der Fachausdruck für das Einkoten) ist immer noch eine tabuisierte Störung, die mit Schamgefühlen und hohem Leidensdruck für Eltern und Kindern verbunden ist. Dabei gibt es inzwischen wirksame Behandlungsmethoden. Das Ziel des Ratgebers ist es daher, konkrete Hinweise und praktische Hilfen zur Behandlung des Einkotens zur Verfügung zu stellen.

Das Einkoten zeigt sich immer mit einer körperlichen Symptomatik (d. h. der Stuhlabgang in die Hose); während manche Kinder zusätzlich Verhaltensauffälligkeiten zeigen, sind es mindestens genauso viele, die nur einkoten ohne weitere psychische Probleme aufzuweisen. Deshalb müssen sowohl die körperlichen, wie auch psychische Aspekte in der Abklärung und Behandlung beachtet werden.

Dieser Ratgeber ist Bestandteil der Reihe Leitfaden Kinder- und Jugendpsychotherapie, in der die Diagnostik und Therapie psychischer Auffälligkeiten im Kindes- und Jugendalter beschrieben werden. Er ergänzt den Leitfaden Enkopresis (von Gontard, 2010), der sich vor allem an ärztliche und psychologische Psychotherapeuten richtet. Eine detaillierte Übersicht mit vollständiger Literatur zum Thema Einkoten finden sich in der Monografie „Enkopresis: Erscheinungsformen – Diagnostik – Therapie" (von Gontard, 2004).

Der Ratgeber ist ähnlich aufgebaut wie der „Ratgeber Einnässen" (von Gontard & Lehmkuhl, 2004). Dort wurde das Einkoten nur kurz behandelt, da der Schwerpunkt auf dem Einnässen lag. In diesem Ratgeber „Einkoten" dagegen wird das Thema Einkoten in allen Einzelheiten behandelt. Da das Einkoten und Einnässen gemeinsam auftreten können, wird entsprechend auch kurz auf die Grundlagen der Enuresis eingegangen.

Danken möchte ich besonders Frau Birgit Weber für die freundliche Unterstützung beim Schreiben des Manuskriptes. Schwester Heike Sambach möchte ich für die Erstellung der schönen Pläne für Eltern und Kinder danken.

Homburg, März 2010   Alexander von Gontard

5

Inhalt

1 Zur Orientierung: Allgemeines zum Einkoten

1.1 Kennen Sie das?

Mein Kind kotet ein. Nachmittags, wenn es von der Schule nach Hause kommt, weiß ich genau, dass es irgendwann passieren wird – während des Mittagessens, während der Hausaufgaben oder spätestens beim Spielen. Manchmal ist die Hose verschmiert, manchmal sind es auch richtige Haufen. Manchmal scheint mein Kind darunter zu leiden, manchmal wirkt es so, als ob es ihm völlig gleichgültig ist. Es spielt einfach weiter, meldet sich nicht, bis die Hosen vollständig verschmiert sind. Ich fühle mich vollkommen hilflos, da ich nicht weiß, was ich falsch gemacht habe. Ich möchte meinem Kind helfen, aber weiß nicht wie. Alle bisherigen Ratschläge haben nicht so richtig geholfen. An manchen Tagen ärgere ich mich, vor allem, wenn ich wieder eine versteckte Unterhose entdecke. Auch diese Berge von stinkender Wäsche sind nicht angenehm. Kann es nicht endlich damit aufhören?

Im Gegensatz zu anderen Störungen sind Eltern oft mit dem Problem allein gelassen. Man traut sich auch gar nicht mit anderen Eltern darüber zu sprechen, da die anderen Kinder alle so gut „funktionieren" und so erfolgreich sind – nur das eigene Kind macht solche Probleme.

Viele Eltern holen sich Rat beim Kinderarzt oder bei Erziehungsberatungsstellen. Falls das Einkoten nicht aufhört, werden zum Teil auch langjährige Spieltherapien unternommen oder Heilpraktiker aufgesucht. Dabei gibt es wirksame Behandlungsmethoden, die Eltern und Kindern gezielt helfen können. Voraussetzung ist allerdings eine genaue Untersuchung, denn es gibt unterschiedliche Formen des Einkotens, die zusätzlich mit Einnässen und psychischen Störungen verbunden sein können – aber nicht sein müssen. Zur Verdeutlichung der verschiedenen Ausprägungen des Einkotens sollen zwei Beispiele von Max und Lena dargestellt werden:

Der 7-jährige *Max* besucht die 2. Klasse mit guten Leistungen. Allerdings stört er den Unterricht häufig, ärgert andere Kinder und hält sich nicht an die Regeln. Das Einkoten kommt während der Schulzeit niemals vor, sondern nur nachmittags und abends. Oft sind es große Mengen, der Stuhl ist entweder hart oder sehr flüssig. Max macht selten Stuhl in die Toilette. Oft vergehen 2 bis 3 Tage, bevor er auf die Toilette geht. Der Stuhlgang tut ihm weh. Auch klagt er oft über Bauchschmerzen. Er isst sehr mäkelig und vor allem trinkt er sehr wenig. Obwohl er vorher trocken war, begann er zum Schulbeginn wieder einzunässen. Auch geht er tagsüber selten auf die Toilette, die Hose ist fast jeden Tag nass. Max ist ein lebhaftes Kind. Zu Hause gibt es andauernd Diskussionen und Auseinandersetzungen bei den kleinsten Anforderungen und Aufgaben.

Die 6-jährige *Lena* besucht die 1. Klasse und kotet auch dort niemals ein. Obwohl sie jeden Tag regelmäßig Stuhlgang hat, kommt es nachmittags zusätzlich zum Einkoten normal geformten Stuhls. Sie schämt sich sehr darüber und möchte es verbergen. Von ihren Freundinnen wurde sie schon geärgert, worüber sie sehr weinte. Ansonsten hat sie viele Spielinteressen und ist sozial gut integriert.

Kennen Sie solche oder ähnliche Beschreibugen? Wenn ja, dann wird Ihnen dieser Ratgeber mit Sicherheit weiterhelfen können. Trotz aller Belastungen durch das Einkoten gibt es eine klare positive Botschaft: Die meisten Kinder können sauber werden. Bei manchen geht es relativ schnell, bei anderen muss man sich auf eine längere Behandlungszeit einrichten. Wenn Eltern und Kind mitarbeiten, lohnt sich diese Einsatz auf jeden Fall. Mit dem Sauberwerden steigt das Selbstwertgefühl des Kindes an, es fühlt sich wohler und gelöster – und auch in der Familie lassen der „Stress" und die Sorgen merklich nach. Das Ziel des Ratgebers ist es deshalb, Ihnen möglichst direkt und ohne Umwege praktische Schritte zu diesem Ziel hin zu vermitteln.

Doch nun zunächst noch ein paar allgemeine Informationen:

1.2 Was versteht man unter Einkoten?

Der Fachausdruck für Einkoten ist Enkopresis. Manche Fachleute bevorzugen den Begriff „Stuhlinkontinenz", weil es neutraler klingt. Unter Enkopresis versteht man ein wiederholtes Einkoten ab dem Alter von 4 Jahren, nachdem medizinische Ursachen ausgeschlossen worden sind. In dieser kurzen Definition finden sich die wichtigsten Merkmale des Einkotens. Zunächst muss es wiederholt auftreten. Wenn ein Kind einmal Stuhl in der Hose hat, gibt es noch lange keinen Grund zur Aufregung. Erst wenn ein Kind mindestens einmal pro Monat einkotet – und das über 6 Monate – bezeichnet man es als eine behandlungsbedürftige Störung. Wenn es seltener auftritt, wird es als vorübergehendes Problem angesehen. Man sollte keine große Sache daraus machen, das Kind beruhigen und entlasten. Bei vielen Kindern kann es mal vorkommen.

Vom Einkoten als Störung kann man ferner nur sprechen, wenn das Kind mindestens 4 Jahre alt ist. Warum legt man diese Altergrenze fest? Diese Frage lässt sich einfach beantworten, da 3-jährige Kinder so häufig einkoten, dass es als Teil der natürlichen Reifung angesehen wird.

Die Spannbreite der Entwicklung ist enorm groß. Manche Kinder wollen schon im 2. Lebensjahr sauber werden. Sie signalisieren sehr aktiv, dass sie sich auf das Töpfchen setzen wollen. Die Initiative des Kindes kann von den Eltern jederzeit aufgegriffen und spielerisch verstärkt werden. Wenn ein Kind sauber geworden ist, ist dies ein großer Entwicklungsschritt, auf den sie sehr stolz sind. Andere Kinder brauchen mehr Zeit – und auch dieses ist normal. Von daher kann man allen 2- und 3-jährigen Kindern Zeit lassen, ihnen eine Windel geben, wenn sie diese mögen und warten, bis sie 4 Jahre alt geworden sind. Erst ab diesem Alter ist das Einkoten nicht mehr alterstypisch, sondern als behandlungsbedürftige Störung zu sehen.

Bei der Sauberkeitserziehung ist also nicht der Zeitpunkt entscheidend, sondern die primäre Aktivität der Kinder, die anschließend von den Eltern unterstützt wird. Demnach sind manche Kinder früher dran und manche später. Ungünstig ist eine Sauberkeitserziehung, die primär von den Eltern ausgeht. Früher, als es noch keine Wachmaschinen und Wegwerfwindeln gab, haben manche Eltern schon im Säuglingsalter, d. h. vor dem ersten Geburtstag, versucht, ihr Kind zur Sauberkeit zu erziehen. Dieses war mit Sicherheit ungünstig, da ein Kind in diesem Alter noch gar nicht bereit dazu sein kann. Heutzutage gibt es manche Eltern, die an ihre Kinder keine Anforderung stellen und die kindlichen Signale übersehen. Die Sauberkeitserziehung wird nicht aktiv begleitet oder sehr spät. Auch dies ist für das Kind ungünstig.

Neben dem Zeitpunkt ist auch der Ton beim Sauberkeitstraining entscheidend. Eine freundliche, spielerische Atmosphäre macht es für alle leichter – und die Freude ist groß, wenn das Kind es geschafft hat. Druck, Androhungen, Brüllen oder sogar Strafen sind weder für Eltern noch für das Kind schön. Es wird auch nicht schneller zum Ziel führen – im Gegenteil, die Wahrscheinlichkeit für ein späteres Einkoten steigt. Ebenso wird Desinteresse und mangelnde Unterstützung des Kindes nicht zum Ziel führen.

Zusammengefasst macht die Altersgrenze von 4 Jahren viel Sinn. Eltern sollten ihrem Kind jede Zeit lassen, die es braucht – und es dann aktiv unterstützen, wenn es so weit ist. Auch sollte man sich nicht von uninformierten Erzieherinnen im Kindergarten beirren lassen. Noch immer geistert das Märchen herum, dass jedes Kind zum Eintritt in den Kindergarten sauber sein muss. Dies ist ein absoluter Unsinn und man tut den Kindern mit ihren individuellen Entwicklungsverläufen keinen Gefallen. Ein Kind kann mit einer Windel in den Kindergarten gehen – und falls erforderlich diese dort mit Hilfe der Erzieherinnen wechseln. Lassen Sie sich auch nicht von Verwandten oder Freunden beirren, Ihr Kind hat wirklich Zeit bis zum Alter von 4 Jahren.

1.3 Welche Formen des Einkotens gibt es?

Das Einkoten tritt fast ausschließlich tags auf. Falls es doch nachts vorkommen sollte, sollte eine besonders gründliche medizinische Untersuchung stattfinden, da bei manchen Krankheiten es eben besonders zum nächtlichen Einkoten kommen kann. Das Übliche ist jedoch das Einkoten tagsüber.

Früher wurde unterschieden, ob es sich um ein primäres oder sekundäres Einkoten handelt. Primär bedeutet, dass das Kind noch nie länger als 6 Monate am Stück sauber gewesen ist. Ein sekundäres Einkoten kennzeichnet einen Rückfall nachdem das Kind mindestens 6 Monate hintereinander sauber gewesen ist. Inzwischen weiß man, dass sich Kinder mit primärem und sekundärem Einkoten überhaupt nicht unterscheiden. Auch die Behandlung ist gleich. Von daher hat diese Unterteilung überhaupt keine Bedeutung für die weitere Abklärung und Behandlung. Sie hat also keine Relevanz und wird nicht mehr benötigt.

Das allerwichtigste Merkmal beim Einkoten ist Folgendes: Kotet das Kind nur ein oder kotet es ein und ist zusätzlich verstopft? Die Feststellung einer

Obstipation, der Fachausdruck für Verstopfung, ist bei der Abklärung und Behandlung die allerwichtigste. Die Verstopfung ist nicht immer leicht zu erkennen. Es reicht nicht aus, festzustellen, wie häufig das Kind auf die Toilette geht. Bei manchen Kindern ist es offensichtlich: Sie gehen nur ein- bis zweimal pro Woche auf die Toilette. Da liegt der Verdacht auf eine Verstopfung nahe. Andere Kinder haben jeden Tag Stuhlgang auf der Toilette, halten aber trotzdem Stuhl zurück und sind verstopft. Oft tut es ihnen weh, wenn sie Stuhlgang haben, da er verhärtet ist. Bauchschmerzen und reduzierter Appetit sind häufig. Wenn man den Kindern den Bauch abtastet, kann man sogar Kotballen spüren. Auch im Ultraschall sind sie sichtbar. Bei diesen Kindern ist das Einkoten eine Folge der Verstopfung und des Zurückhaltens von Stuhl.

Andere Kinder koten ein, sind aber überhaupt nicht verstopft. In diesen Fällen ist es sehr viel schwieriger zu verstehen, warum es zum Einkoten kommt. Unabhängig von den Ursachen gibt es aber auf jeden Fall wirksame Möglichkeiten der Behandlungen.

Zusätzlich gibt es manche Kinder, die zwar Urin in die Toilette machen, aber sich hartnäckig weigern, dort Stuhl abzusetzen. Sie verlangen dafür eine Windel. Dieses Verhalten nennt man eine Toilettenverweigerung. Viele Eltern sind darüber beunruhigt und fragen um Rat. Die Toilettenverweigerung ist harmlos, wenn sie nur kurz auftritt. Bei längeren Verläufen ist die Gefahr groß, dass sich eine Verstopfung in weiterer Folge entwickeln kann.

Zu diesem Zeitpunkt genügt nur ein kurzer Überblick über die verschiedenen Einkotformen. Sie werden in den folgenden Kapiteln noch ausführlicher dargestellt.

1.4 Wie häufig ist das Einkoten?

Viele Eltern sind erstaunt darüber, wie häufig das Einkoten auftritt. Sie sind überzeugt, dass nur ihr Kind unter dieser furchtbaren Problematik leidet. Dabei gehört das Einkoten zu den häufigen Störungen im Kindesalter. Ab dem Alter von 4 Jahren durch das gesamte Schulalter hindurch beträgt die Häufigkeit 1 bis 3 %. Dies ist eine hohe Zahl. Dabei gibt es im Verlauf unterschiedliche Gruppen von Kindern. Manche koten während dieser gesamten Zeit ein. Andere haben Zeiten, in denen sie sauber sind und Zeiten mit Rückfällen. Bei einer letzten Gruppe schließlich scheint es so zu sein, dass die Häufigkeit pro Jahr allmählich nachlässt als Folge der natürlichen Reifungsprozesse.

Erst im Jugendalter lässt die Häufigkeit nach, obwohl es keine genauen Zahlen dazu gibt. Wenn allerdings das Einkoten im Kindesalter nicht gründlich und lange genug behandelt wurde, ist die Wahrscheinlichkeit viel größer, dass Kinder auch noch als Jugendliche einkoten. Ein Abwarten mit der Hoffnung, dass sich das Einkoten „auswächst" ist daher nicht angezeigt. Eine intensive Behandlung ist auch für einen günstigen Langzeitverlauf unbedingt notwendig.

1.5 Welche Ursachen hat das Einkoten?

Diese Frage beschäftigt viele Eltern und auch Kinder. Leider existieren zu dieser Frage noch viele Vorurteile, nicht nur bei Betroffenen, sondern auch bei Lehrern, Erzieherinnen, Therapeuten, aber auch Ärzten.

Ein gängiges Vorurteil ist, dass das Kind von der Entwicklung her noch nicht reif ist. Dieses trifft man oft bei uninformierten Erzieherinnen an, die sich weigern, ein Kind mit Einkoten in den Kindergarten aufzunehmen oder ihm dort beim Windelwechsel zu helfen. Wie schon besprochen, hat jedes Kind sein eigenes Entwicklungstempo – manche sind etwas schneller, manche langsamer. Dies hat mit einer allgemeinen Reifefeststellung gar nichts zu tun.

Ein anderes Vorurteil, das Eltern leicht auf sich beziehen, ist, dass sie Schuld an der Situation haben. Viele Eltern grübeln darüber nach, was sie möglicherweise früher falsch gemacht haben. Inzwischen haben Studien eindeutig gezeigt, dass die meisten Eltern sich große Sorgen um ihre Kinder machen und ihnen helfen möchten und selbst unter dem Einkoten ihrer Kinder leiden. Für die Behandlung ist es überhaupt nicht nützlich, nach der Schuld zu fragen oder sich zu viele Gedanken über die Vergangenheit zu machen. Sehr viel wichtiger ist es, nach vorne zu schauen und aktiv die Behandlung anzugehen.

Ein weiteres Vorurteil wird ebenfalls häufig vertreten, nämlich, dass das Einkoten seelisch bedingt sei. Diese Annahme wird immer noch von Psychotherapeuten vertreten, obwohl sie völlig veraltet ist. Viele Untersuchungen haben gezeigt, dass etwa 30 bis 50 % aller Kinder mit Einkoten tatsächlich zusätzlich Verhaltensauffälligkeiten zeigen. Diese sind jedoch völlig unterschiedlich: Manche Kinder sind depressiv und ängstlich, während andere hyperaktiv sind und sich nicht an Regeln halten. Es gibt also keine spezielle Störung, von der man behaupten könnte, dass sie für die Enkopresis typisch sei und zu ihr geführt habe.

Wenn also ein Kind einkotet und weitere Auffälligkeiten zeigt, dann sollten beide Problembereiche abgeklärt und getrennt behandelt werden. Die Behandlung der Enkopresis steht dabei immer im Vordergrund.

50 bis 70 % der Kinder dagegen koten nur ein ohne irgendeine weitere Verhaltensauffälligkeit oder psychische Störung zu zeigen. In diesen Fällen behandelt man natürlich nur das Einkoten. Spiel- oder sonstige Psychotherapien sind in diesem Fall nicht angezeigt und sollten unbedingt vermieden werden. Sie sind nicht wirksam und werden das Einkoten weiterhin hinauszögern.

1.6 Wenn diese Vorurteile nicht zutreffen, wie erklärt man sich dann das Einkoten?

Bei der Ursachenklärung sind zwei Aspekte sehr wichtig:
* Erstens gibt es meistens nicht einen einzigen Grund, sondern es sind verschiedene Gründe, die miteinander verbunden sind. Oft ist es gar nicht möglich, einen eindeutigen Grund zu identifizieren.
* Zweitens ist es nicht wichtig, die genauen Gründe zu kennen. Viele Eltern glauben, dass man nur den Grund herausfinden muss und damit ist das Problem geklärt. Das Gegenteil ist jedoch der Fall: Die Klärung der Gründe wird nicht plötzlich dazu führen, dass das Einkoten aufhört.

Zusammengefasst ist das Wissen über Ursachen nicht notwendig für eine erfolgreiche Therapie. Von daher ist es sehr viel wichtiger, sich auf die Gegenwart und die Zukunft zu konzentrieren und sich ganz der Behandlung zu widmen.

Bei der Enkopresis mit Verstopfung sind die Ursachen besser erforscht. Bei der Verstopfung spielen genetische Faktoren als Anlage eine wichtige Rolle. Die chronische Verstopfung entwickelt sich aus einer akuten Verstopfung, die bei Kindern gar nicht so selten ist. Die akute Verstopfung kann durch eine Vielzahl von Ereignissen ausgelöst werden. Sehr häufig sind

Schmerzen beim Stuhlgang, z. B. durch schmerzhafte Risse in der Schleimhaut. Auch belastende Lebensereignisse, wie z. B. ein Umzug, die Trennung der Eltern oder die Geburt von Geschwistern, können als Auslöser wirken. Das Kind beginnt, den Stuhl zurückzuhalten, der Darm weitet sich aus, und es entwickelt sich ein Teufelskreis, durch den immer mehr Stuhl zurückgehalten wird. Das Einkoten tritt dann als Folge der Verstopfung auf. Dies wird noch genauer im Kapitel 2 beschrieben.

Beim Einkoten ohne Verstopfung sind die Zusammenhänge nicht so klar. Letztendlich weiß man nicht genau, warum Kinder einkoten, obwohl sie keine Probleme mit dem Stuhlgang haben. Auch spielen genetische Faktoren bei dieser Form eine geringere Rolle. Das Einkoten ohne Verstopfung ist mit Sicherheit nicht rein psychisch bedingt, wie neuere Studien zeigen konnten. Die Rate von verhaltensauffälligen Kindern ist gleich – ca. 30 bis 50 % sind betroffen – unabhängig davon, ob eine Verstopfung vorliegt oder nicht.

Bei der kurz andauernden Toilettenverweigerung handelt es sich um eine vorübergehende Angewohnheit. Bei der chronisch verlaufenden Toilettenverweigerung kommt die Verstopfung als erschwerender Faktor hinzu. Auch zeigen viele dieser Kinder in anderen Bereichen ein oppositionelles verweigerndes Verhalten, halten die Regeln nicht ein und streiten sich viel.

1.7 Ist mein Kind verhaltensauffällig, wenn es einkotet?

Diese Frage beschäftigt viele Eltern. Wie oben schon erwähnt, sind die meisten Kinder die einkoten, nicht verhaltensauffällig. Bei ihnen handelt es sich um eine inzwischen selbstständig weiter fortgesetzte Gewohnheit, die gezielt behandelt werden muss. Für sie genügt es ausschließlich, dass sie sauber werden. Selbst bei den Kindern, die unter dem Einkoten leiden und unglücklich wirken, genügt es oft, dass das Einkoten behandelt wird und sie sauber werden. Wenn sie diesen Schritt geschafft haben, steigt oft das Selbstvertrauen, sie wirken gelöster und glücklicher.

Bei 30 bis 50 % der Kinder können jedoch zusätzliche psychische Probleme und Auffälligkeiten vorliegen, die zu einer weiteren Beeinträchtigung führen. Es kann sich dabei um Ängste, Depressionen, aber auch Auffälligkeiten im Sozialverhalten und ADHS (Aufmerksamkeitsdefizit-/Hyperaktivitätsstörung) handeln. In diesen Fällen ist eine genaue Abklärung des Einkotens, wie auch der weiteren Probleme notwendig. Die Behandlung des Einkotens muss auch bei ihnen in jedem Fall durchgeführt werden. Zusätzlich muss z. B. die AHDS oder die Angststörung behandelt werden, da sie sich nicht selber zurückbilden werden. Im Gegenteil werden Kinder z. B. mit ADHS weniger gut mitarbeiten und das Einkoten wird sich länger fortsetzen.

Manchmal kann man beide Störungen gleichzeitig behandeln. Manchmal ist es sinnvoll, dieses zeitversetzt zu tun. In jedem Fall sollten Sie sich Hilfe durch einen Kinderpsychiater, einen Kinderpsychologen oder einen Kinderarzt dazu einholen.

1.8 Warum nässt mein Kind auch noch ein?

Auch diese Frage beschäftigt viele Eltern. Das kombinierte Einkoten und Einnässen ist sehr typisch. Manche Kinder nässen tags ein, manche nachts und manche sogar tags und nachts. Auch in diesen Fällen ist eine genaue Abklärung erforderlich. Bei einer kombinierten Ausscheidungsstörung gibt es eine klare Reihenfolge in der Behandlung: Zuerst wird das Einkoten behandelt, da alleine dadurch manche Kinder aufhören einzunässen. Falls ein Kind tagsüber einnässt, sollte dieses immer zuerst behandelt werden, da allein dadurch das nächtliche Einnässen bei manchen Kindern aufhört. Falls ein Kind zusätzlich zum Schluss noch nachts einnässt, kann dieses am Ende gezielt behandelt werden. Ausführliche Informationen dazu finden sich im Kapitel 5.

1.9 Was sollte man untersuchen lassen?

Aufgrund möglicher medizinischer Komplikationen sollte jedes Kind mit Einkoten mindestens einmal vom Kinderarzt untersucht werden. Medizinische Ursachen finden sich bei der Verstopfung in ca. 5 % der Fälle, bei dem Einkoten ohne Verstopfung in weniger als 1 % der Fälle. Erst wenn diese Ursachen ausgeschlossen sind, darf man von einer Enkopresis sprechen. Zu der Definition der Enkopresis gehört nämlich, dass organische Ursachen ausgeschlossen wurden – es ist somit eine rein funktionelle Störung.

Eine kinderärztliche Untersuchung ist zwar absolut notwendig, normalerweise reichen aber einfache, nicht belastende Untersuchungen für die meisten Kinder vollkommen aus. Weitergehende Untersuchungen sind nur notwendig, wenn wirklich eine Grunderkrankung vermutet wird. Ansonsten sollte man sie den meisten Kindern ersparen, da sie sie nicht benötigen.

Für Kinder, die einkoten, reicht folgendes Programm vollkommen aus:

1. Die Vorgeschichte muss genau erfragt werden, um den Verlauf und die Entwicklung der Enkopresis einordnen zu können.
2. Wichtige Informationen liefert das 48-Stunden-Toiletten-Protokoll, wie es im Anhang (vgl. Seite 62) abgebildet ist. Eltern werden gebeten, über 2 Tage, z. B. an einem Wochenende ohne weitere Verpflichtungen und Stress, das Trink- und Toilettenverhalten des Kindes genau zu beobachten und zu dokumentieren. Mit der jeweiligen Uhrzeit sollte dabei vermerkt werden, welche Trinkmenge das Kind zu sich nimmt. Diese sollte genau gemessen werden. Viele Kinder mit Einkoten trinken zu wenig. Ebenfalls mit Uhrzeit sollte vermerkt werden, wann das Kind auf der Toilette Wasser lässt. Falls es zusätzlich einnässt, ist es notwendig, auch die Urinmengen zu messen. Ein mögliches Einnässen wird ebenfalls mit Uhrzeit festgehalten, ebenso wie ein Stuhlgang auf der Toilette und das Einkoten. In der letzten Spalte können alle Beobachtungen und Kommentare der Eltern hilfreich sein. Hierzu zählen z. B. Haltemanöver, wie Beine überkreuzen, Hin- und Herhüpfen oder auf die Ferse setzen.
3. Zur Ergänzung können Fragebögen zum Einkoten eingesetzt werden. Ein bewährter Fragebogen ist ebenfalls im Anhang (vgl. Seite 54) abgebildet. Diese Informationen sind wichtig, um die Behandlung optimal für das individuelle Kind und die Familie zu planen. Auch helfen die Fragebögen den Eltern, gezielt das Verhalten des Kindes wahrzunehmen und zu beschreiben.
4. Jedes Kind sollte körperlich/kinderärztlich untersucht werden. Dabei sollte immer das Genital, der Analbereich und der Rücken untersucht werden.
5. Eine Ultraschalluntersuchung von Bauch, Blase und Nieren wird auf jeden Fall empfohlen. Beim Einkoten kann man mit dem Ultraschall sehr leicht sehen, ob der Darm erweitert ist oder nicht. Hinter der Blase ist der Enddarm als runde Form im Querdurchmesser leicht zu erkennen. Beträgt dieser Durchmesser mehr als 25 mm, so besteht eine hohe Wahrscheinlichkeit, dass das Kind verstopft ist. Bei Kindern ohne Obstipation ist der Durchmesser geringer als 25 mm. Auch dient die Ultraschalluntersuchung zur Verlaufskontrolle. Es ist so sehr leicht ersichtlich, ob die Behandlung anschlägt oder nicht.

6. Falls das Kind zusätzlich einnässt, sollte eine Urinuntersuchung, zumindest mit einem Teststreifen durchgeführt werden, um einen Harnwegsinfekt auszuschließen. Auch die exakte Form des Einnässens sollte gezielt durch Untersuchungen festgestellt werden.

7. Da immerhin 30 bis 50 % aller Kinder zusätzlich Verhaltensauffälligkeiten zeigen, sollte immer festgestellt werden, ob zusätzlich eine psychische Störung vorliegt oder nicht. Auch die Art der Störung sollte diagnostiziert werden. Dies hat für die weitere Behandlungsplanung direkte Auswirkungen. Bei Kindern mit Einkoten ohne psychische Auffälligkeiten genügt es, das Einkoten allein zu behandeln. Falls Begleitstörungen vorliegen, müssen diese zusätzlich behandelt werden. Falls Ihr Kind bei einem Kinderpsychiater oder Kinderpsychologen vorgestellt wird, wird die Frage nach einer begleitenden psychischen Störung automatisch abgeklärt. Falls Ihr Kind primär beim Kinderarzt vorgestellt wird, sollte dieser zumindest ein „Screening" mit einem Verhaltensfragebogen und gezielten Fragen durchführen.

Diese hier skizzierte „Standarddiagnostik" reicht praktisch bei allen Kindern mit Einkoten aus. Nur bei besonderen Fragestellungen, ob beispielsweise eine medizinische Grundkrankheit vorliegt, müssen weitere Untersuchungen in die Wege geleitet werden. Ihr Kinderarzt wird Sie dabei beraten. Wichtig ist dabei, dass Ihr Kind ausschließlich von Fachleuten behandelt wird, die sich mit Störungen des Kindesalters auskennen. Dies sind einerseits kinderärztliche Spezialisten für Erkrankungen des Magendarmtraktes (pädiatrische Gastroenterologen) und anderseits spezielle Chirurgen für das Kindesalter (Kinderchirurgen). Abteilungen oder Krankenhäuser, die nur erwachsene Patienten oder ausnahmsweise Kinder behandeln, sind für diese Fragestellungen nicht geeignet. Die Gefahr ist sehr groß, dass unnötige Untersuchungen durchgeführt werden, die unbedingt zu vermeiden sind. Von daher wenden Sie sich bitte immer an kinderärztliche und kinderchirurgische Fachabteilungen und Spezialisten.

1.10 Wie sollte das Einkoten behandelt werden?

Auch hierzu gibt es einige allgemeine Hinweise. Einzelheiten finden Sie in den jeweiligen Kapiteln.

1. Zur Behandlung gehört immer eine gründliche Untersuchung. Bevor diese nicht durchgeführt worden ist, sollte unter keinen Umständen eine

Therapie begonnen werden. Organische Ursachen müssen ausgeschlossen werden und die Form der Enkopresis festgestellt werden.

2. Nicht wirksame Methoden sollten unterlassen werden. Manche Eltern haben in ihrer Verzweiflung zu Methoden gegriffen, die wirklich nicht wirksam sind. Trotz guten Willens sollten diese Methoden zukünftig unterlassen werden.

3. Die Einkotproblematik sollte Eltern wie auch Kindern in einer verständlichen Form erläutert werden. Erst wenn Sie und Ihr Kind verstehen, um was es geht, werden Sie den Sinn der Behandlung erkennen und umso besser mitarbeiten.

4. Die Grundbehandlung der beiden wichtigen Formen der Enkopresis ist gleich und besteht in einem intensiven Toilettentraining (vgl. Kapitel 2.7). Dieses muss regelmäßig und vor allem über eine genügend lange Zeit durchgeführt werden.

5. Beim Einkoten mit Verstopfung – und nur bei dieser Form – sind zusätzlich Abführmittel unbedingt notwendig (vgl. Kapitel 2). Am Anfang der Therapie müssen die im Darm zurückgehaltenen Stuhlmassen entfernt werden. Dies bezeichnet man als Desimpaktion (vgl. Kapitel 2.5). Danach muss vermieden werden, dass der Stuhl sich wieder ansammeln kann. Dies geschieht mit oralen Abführmitteln. Um erfolgreich zu sein, muss das Toilettentraining gleichzeitig weiter fortgeführt werden. Beim Einkoten ohne Verstopfung sind Abführmittel nicht angezeigt, da sie zu einer Verschlechterung der Symptomatik führen (vgl. Kapitel 3).

6. Bei kombinierten Ausscheidungsstörungen wird zunächst das Einkoten behandelt. Schrittweise folgt dann die Behandlung des Einnässens tags, zuletzt des nächtlichen Einnässens (vgl. Kapitel 5).

7. Falls Ihr Kind zusätzlich Auffälligkeiten im Verhalten zeigt, müssen diese separat behandelt werden (vgl. Kapitel 6). Unabhängig davon findet die Grundbehandlung der Enkopresis mit Toilettentraining – und bei Verstopfung mit Abführmitteln – in gleicher Form statt.

1.11 Wie gehe ich bei diesem Ratgeber vor?

Es wurde versucht, diesen Ratgeber möglichst übersichtlich aufzubauen. Es wird zunächst mit den beiden wichtigen Formen des Einkotens begonnen.

Das zweite Kapitel behandelt das Einkoten mit Verstopfung. Die Grundlagen der Therapie, auch der anderen Einkotformen werden hier erläutert.

Falls Sie dabei die Problematik Ihres Kindes wiedererkennen, können Sie die zwei folgenden Kapitel überspringen.

Das dritte Kapitel behandelt das Einkoten ohne Verstopfung. Die Grundlagen der Behandlung sollten Sie in dem vorherigen (zweiten) Kapitel nochmals nachlesen.

Das vierte Kapitel behandelt die Toilettenverweigerung, d. h. Kinder, die ausschließlich die Windel zum Stuhlgang verwenden. Falls Ihr Kind dieses Verhalten nicht zeigt, können Sie dieses Kapitel überspringen.

Das fünfte Kapitel behandelt kombinierte Ausscheidungsstörungen. Falls Ihr Kind nicht einnässt, können Sie dieses Kapitel überspringen.

Das sechste Kapitel schließlich widmet sich der Kombination von Einkoten und weiteren psychischen Auffälligkeiten. Falls Sie bei Ihrem Kind keinerlei Auffälligkeiten sehen, können Sie dieses Kapitel überspringen.

Es ist sehr zu hoffen, dass Sie und Ihr Kind mit den aufgeführten Ratschlägen rasch zum Ziel kommen und dann getrost diesen Ratgeber bei Seite legen können (und falls erforderlich, anderen Freunden weiterempfehlen).

2 Einkoten mit Verstopfung

Die beiden wichtigen Formen der Enkopresis sind das Einkoten mit und das Einkoten ohne Verstopfung. Obstipation ist der Fachausdruck für die Verstopfung. Die Obstipation kommt weltweit vor und ist eine der häufigsten Störungen bei Kindern. Die genaue Häufigkeit ist nicht bekannt, da unterschiedliche Definitionen verwendet werden und die Obstipation leicht übersehen wird.

Von den Kindern, die obstipiert sind koten 70 bis 90 % auch ein. Das heißt, es gibt tatsächlich eine Reihe von Kindern, die nur obstipiert sind, den Stuhlgang immer in der Toilette und nie in der Hose absetzen. Von den einkotenden Kindern sind ca. 50 bis 70 % auch verstopft. Auch diese Angaben sind nicht genau, aber es scheint, dass etwas mehr Kinder mit Obstipation einkoten als ohne.

2.1 Woran erkennt man eine Verstopfung?

Früher hat man geglaubt, dass eine Verstopfung vorliegt, wenn Kinder selten zur Toilette gehen. Ab dem Alter von 4 Jahren setzen Kinder ca. einmal pro Tag Stuhl auf der Toilette ab – allerdings mit einer großen individuellen Spannbreite. Wenn Kinder weniger als dreimal pro Woche auf die Toilette gingen, d. h. seltener als jeden zweiten Tag, dann nannte man es Verstopfung.

Inzwischen weiß man, dass die Dinge nicht so einfach sind. Es gibt Kinder, die ununterbrochen Stuhl zurückhalten, aber dennoch täglich Stuhl auf der Toilette absetzen. Bei ihnen liegt eine Verstopfung vor, trotz häufigen Toilettengangs. Von daher ist es wichtig, auf andere Zeichen der Obstipation zu achten und diese mit einzubeziehen. Bei der Verstopfung ist es typisch, dass die Kinder harten Stuhl auf der Toilette absetzen. Der Durchmesser kann vergrößert sein, auch die Mengen können sehr groß

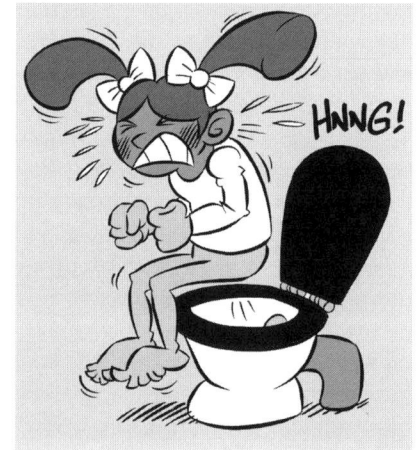

sein. Wenn sie einkoten, ist der Stuhl entweder hart oder weich. Viele Kinder klagen über Schmerzen beim Stuhlgang, da es ihnen weh tut, wenn der harte Stuhl ausgeschieden wird. Auch zwischendrin klagen sie häufig über Bauchschmerzen. Der Appetit ist reduziert und sie sind oft mäkelige Esser. Von den Eltern wird übersehen, dass sie auch nicht genügend trinken. Wenn der Kinderarzt den Bauch abtastet, sind Kotballen durch die Bauchdecke hindurchzuspüren. Diese nennt man Skybala. Wenn eine Ultraschalluntersuchung durchgeführt wird, sieht man hinter der Blase, dass der Enddarm erweitert ist. Eine Erweiterung liegt vor, wenn der Durchmesser mehr als 25 mm beträgt.

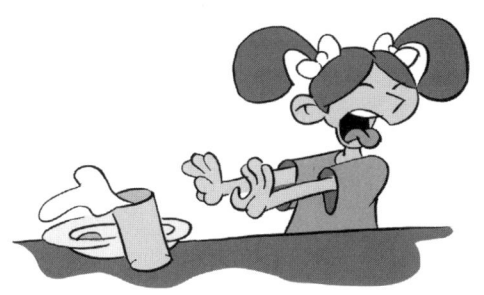

Wenn man diese Einzelzeichen zu einem Gesamtbild zusammenfügt, dann ergibt sich die Diagnose der Verstopfung, die für die weitere Therapie von Bedeutung ist.

Wie eingangs erwähnt wurde, ist zur Diagnose der Enkopresis erforderlich, dass die Kinder mindestens über 6 Monate einmal pro Monat Stuhl absetzen. Für die Diagnose des Einkotens ist dabei unerheblich, ob es sich um richtige Haufen oder eher um ein Schmieren handelt. Das Ziel der Behandlung lautet: Komplette Sauberkeit und nicht eine Reduktion der Stuhlmengen.

2.2 Wie kommt es zum Einkoten mit Verstopfung?

Wiederum spielen verschieden Faktoren eine Rolle. Bei der Obstipation sind genetische, anlagebedingte Faktoren nicht unerheblich. Sie bieten sozusagen die Grundlage oder die Bereitschaft, dass sich eine Verstopfung bilden kann. Eltern und Geschwister haben häufig auch eine Obstipation, wobei Väter und Brüder häufiger betroffen sind. In Zwillingsuntersuchungen fand man eine höhere Übereinstimmung bei den eineiigen Zwillingen im Vergleich zu den zweieiigen. Falls ein Elternteil unter einer Verstopfung leidet, liegt das Auftretenssrisiko für ein Kind bei 26 %. Wenn beide Eltern unter Verstopfung leiden, sind sogar 50 % der Kinder betroffen.

Diese genetischen Faktoren sind natürlich zur Krankheitsentstehung nicht ausreichend. Es müssen noch Umweltfaktoren zu dieser Neigung hinzukommen. Auslöser für eine Verstopfung sind vielfältig. Am häufigsten ist es, wenn Schmerzen im Analbereich auftreten. Diese können z. B. durch kleine Schleimhautrisse verursacht werden. Um die Schmerzen zu vermeiden, halten die Kinder reflektorisch den Stuhl zurück. Auch Lebensereignisse und psychische Faktoren können eine akute Verstopfung auslösen. Zu diesen zählen belastende Erfahrungen, wie z. B. Trennung oder Scheidung der Eltern, Umzüge, Eintritt in den Kindergarten. Meistens bildet sich die akute Obstipation rasch wieder zurück, ohne weitere Folgen. Bei einem Teil der Kinder entwickelt sich aus der akuten Obstipation eine chronische Verstopfung durch einen typischen Teufelskreis. Die Kinder vermeiden den Toilettengang und halten Stuhl weiterhin zurück. Zum Teil kann man dieses Zurückhalten an typischen „Haltemanövern" erkennen. Eltern wissen meistens genau, wann ihre Kinder zurückhalten: Sie hüpfen hin und her, halten sich den Bauch fest, kreuzen die Beine übereinander oder setzen sich in die Hocke.

Durch das Zurückhalten von Stuhl kommt es zu einer Ansammlung von Stuhlmassen im Dickdarm. Der Dickdarm weitet sich immer weiter aus, wodurch die Wahrnehmung der Darmwand nachlässt. Die Kinder merken gar nicht mehr, dass sie so viel Stuhl im Darm haben. Zusätzlich lässt die Eigenbewegung des Darmes nach, d. h. der Stuhl wird nicht mehr so rasch transportiert, sondern verbleibt über lange Zeit im Dickdarm. Aus vielen Untersuchungen weiß man, dass die sogenannte Colon-Transit-Zeit, d. h. die Verbleibzeit im Dickdarm, bei Kindern mit Verstopfung erheblich verlängert ist. Durch diesen langen Darmaufenthalt wird dem Stuhl zunehmend Flüssigkeit entzogen. Er wird hart und bildet große, feste Klumpen. Diese Klumpen verbleiben im Darm, während flüssiger Stuhl nachrückt, zwischen diesen Ballen austritt und zum Einkoten führt. Der alte Begriff „Überlaufinkontinenz" ist nicht korrekt, da es nicht zu einem Überlaufen im engeren Sinn kommt. Stattdessen wäre der Begriff „Zwischenflussinkontinenz" passender. Der alte Stuhl bleibt im Darm, der frische Stuhl tritt dazwischen aus.

Wenn Stuhl so über Wochen, Monate und zum Teil Jahre zurückgehalten wird, kann der ausgeweitete Dickdarm erhebliche Maße annehmen, was wiederum im Ultraschall sichtbar und bei der körperlichen Untersuchung tastbar ist.

2.3 Wie sollte die Enkopresis mit Verstopfung behandelt werden?

Am Anfang jeder Behandlung steht eine ausführliche Diagnostik, d. h. Abklärung. Erst muss ganz klar geklärt sein, dass tatsächlich eine Enkopresis mit Verstopfung vorliegt. Körperliche Ursachen müssen ausgeschlossen werden. Ferner muss festgestellt werden, ob Ihr Kind zusätzlich einnässt oder weitere Auffälligkeiten im Verhalten zeigt. Beides wird in einem späteren Kapitel ausführlich behandelt. Für den diagnostischen Prozess sollte man sich Zeit lassen – denn erst mit einer eindeutigen Diagnose kann die Behandlung gelingen.

Sie können zur Diagnose beitragen, indem Sie vorab den Fragebogen ausfüllen, der im Anhang des Buches zu finden ist (vgl. Seite 54). Er mag zwar etwas lang erscheinen, aber die vielen detaillierten Informationen werden dem behandelnden Arzt, Kinderpsychiater oder Psychotherapeuten helfen, die Behandlung speziell auf Ihr Kind abzustimmen. Auch das 48-Stunden-Toilettenprotokoll liefert wichtige Hinweise, insbesondere zum Trinkverhalten (vgl. Seite 62). Falls Ihr Kind nicht einnässt, brauchen Sie die Urinmengen nicht unbedingt zu messen, sondern nur die Toilettengänge zu vermerken.

Am Anfang jeder Behandlung steht eine ausführliche Beratung und Informationsvermittlung. Vielen Eltern und Kindern ist nicht klar, dass das Zurückhalten des Stuhls und die Verstopfung die eigentlichen Ursachen des Einkotens darstellen. Sie glauben immer noch, dass der Darm in irgendeiner Art und Weise „undicht" ist und es deshalb zum Austritt von Stuhl kommt. Viele Familien haben ein richtiges „Aha-Erlebnis", wenn sie die Zusammenhänge gut erklärt bekommen. Erst wenn Sie alle Fragen gestellt haben und auch Ihr Kind ausreichend informiert ist, kann mit der eigentlichen Behandlung begonnen werden. Bei dem Einkoten mit Verstopfung sind zwei wichtige Behandlungsanteile notwenig, die eng miteinander verknüpft sind und sich ergänzen:
1. Die Behandlung mit Abführmitteln und
2. das sogenannte Toilettentraining.

Eine reine Medikamentengabe ist wenig erfolgreich, wie viele Studien gezeigt haben. Andererseits kann ein noch so intensives Training durchgeführt werden, wenn die zum Teil enorm großen Stuhlmassen allerdings im

Darm bleiben und sich wieder ansammeln können, wird das Training nicht erfolgreich sein.

Ergänzend zu diesen zwei wichtigen Schritten ist es unbedingt wichtig, das Trinkverhalten der Kinder zu beachten. Manche Kinder trinken enorm wenig, zum Teil nur 400 bis 600 ml am Tag. Vielen Eltern ist gar nicht bewusst, wie wenig ihre Kinder trinken. Dies wird erst bei dem Ausfüllen des Toilettenprotokolls deutlich. Ein Liter ist das absolute Minimum, 1½ bis 2 Liter Flüssigkeit am Tag sind wünschenswert. Durch die erhöhte Flüssigkeitszufuhr kann der Stuhl weicher werden. Auch die Abführmittel benötigen Wasser, um richtig wirken zu können. Falls Ihr Kind also zu wenig trinkt, sollte die Flüssigkeitsmenge gesteigert und in einem Plan dokumentiert werden.

Diätetische Maßnahmen sind dagegen nur erforderlich, falls sich Ihr Kind sehr einseitig ernährt, d. h. ballaststoffarme Nahrungsmittel wie Kekse, Weißbrot und Milch zu sich nimmt. Falls Sie Ihr Kind einigermaßen ausgewogen ernähren, sind größere Umstellungen nicht notwendig. Auch haben Studien gezeigt, dass Ballaststoffe alleine eine schon vorhandene Verstopfung nicht beeinflussen können.

2.4   Wann sind Abführmittel notwendig?

Bei jeder chronischen, d. h. eine über längere Zeit verlaufende Verstopfung wird man ohne Abführmittel nicht zum Ziel kommen. Bei der Behandlung mit Abführmitteln unterscheidet man zwei Schritte:
1. Die anfängliche Entleerung der Stuhlmassen. Dies wird mit dem Fachausdruck Desimpaktion bezeichnet (vgl. Kapitel 2.5).
2. Die Langzeitbehandlung mit dem Ziel, das Wiederansammeln von Stuhlmassen zu verhindern. Dieser Teil der Behandlung wird als Erhaltungstherapie bezeichnet (vgl. Kapitel 2.6).

Beide Schritte werden nun im Folgenden getrennt beschrieben.

2.5   Wie führt man eine Desimpaktion durch?

Die anfängliche Entleerung der Stuhlmassen ist unbedingt erforderlich. Wenn ein Kind über lange Zeit Stuhl angesammelt hat, bildet dieser harte Klumpen im Dickdarm, die dort über Monate verbleiben können. Erst wenn diese harten, alten Stuhlmassen entfernt wurden, kann sich der Darm allmählich zu seiner ursprünglichen Form zurückbilden. Deshalb darf auf diesen ersten Schritt nicht verzichtet werden.

Zu Beginn der Desimpaktion ist es wichtig, dass Ihr Kind richtig aufgeklärt wird. Es wird auf jeden Fall wehtun, wenn harte, große Stuhlmassen ausgeschieden werden. Diese können zum Teil einen großen Durchmesser haben. Auch die Mengen können so groß sein, dass sie die Toilette verstopfen können. Leider gibt es keinen Weg, diesen ersten Schritt vollkommen angenehm zu gestalten. Wenn allerdings die Stuhlmassen entleert wurden, wird es Ihrem Kind auf jeden Fall besser gehen. Bauchschmerzen, Druckgefühle und Völlegefühl werden nachlassen.

Heutzutage kann man die Desimpaktion mit einem oralen Abführmittel versuchen. Das Mittel der Wahl ist ein neues Abführmittel, das die Behandlung wesentlich vereinfacht hat. Dieses Mittel heißt Polyethylenglykol oder PEG und wird von verschiedenen Herstellern vertrieben (unter anderen mit dem Markennamen: Laxofalk®, Movicol junior®, Movicol®, usw.). Das Medikament besteht aus einem langen Molekül, was an verschiedenen Stellen Wasser bindet. Durch diese Wasserbindung werden der Stuhl weich und die Ausscheidung in Gang gesetzt. Dieses Medikament wirkt nur im Darm. Es wird nicht in den Blutkreislauf aufgenommen oder im Körper verteilt. Falls es nicht gebraucht wird, wird es wieder ausgeschieden. Um allerdings zu wirken, sind ausreichende Flüssigkeitsmengen notwendig. Auch daher ist es wichtig, auf genügend Trinkflüssigkeit zu achten.

Das Medikament wird in Beuteln geliefert. Es kann in Wasser oder in anderen Flüssigkeiten aufgelöst werden. Auch kann es unter andere Nahrungsmittel, wie Joghurt oder Apfelmus untergerührt werden. Es ist geschmacksneutral und wird von den Kindern gut vertragen. Nebenwirkungen kommen praktisch nicht vor. Die einzige wichtige Nebenwirkung tritt auf, wenn das Medikament überdosiert wurde, dann kommt es zu flüssigen Stuhl und Durchfall. Dieser bildet sich jedoch rasch zurück, wenn die Dosis wieder zurückgefahren wird.

Zur Desimpaktion sind große Mengen dieses Medikamentes erforderlich. Es gibt zwei verschiedene Möglichkeiten der Dosierung:
1. Man beginnt mit einer hohen Dosierung und behält diese bei, bis der Stuhl kommt. Anschließend wird das Medikament reduziert.

2. Man beginnt mit einer mittelhohen Dosierung und steigert jeden Tag weiter, bis der Stuhl ausgeschieden wird.

Ihr Kinderarzt wird Ihnen das entsprechende Schema genau aufschreiben. Bei so großen Mengen sollte man die Beutel über den Tag verteilen. Nachdem der Stuhl ausgeschieden wurde, kann man mit einem Ultraschall leicht kontrollieren, ob der Darm noch weiterhin gefüllt ist. Manchmal ist es notwendig, die Desimpaktion zu wiederholen.

Bei lang andauernder, schwerer Verstopfung reicht die orale Medikamentgabe nicht aus. In diesen Fällen werden Klistiere verabreicht. Diese bestehen aus einem Einmalbeutel mit Flüssigkeit und einer Sonde, die in den After eingeführt wird. Kinder haben meistens mehr Angst vor den Klistieren, als vor einem getrunkenem Medikament. Sie müssen deshalb gut aufgeklärt werden. Man kann ihnen die Einführsonde zeigen und sie darauf hinweisen, dass diese nicht dicker ist als ein Thermometer oder ihr üblicher Stuhlgang. Die Kinder sollen sich auf die Seite legen und die Beine anziehen. Der Einführschlauch des Klistiers kann mit Creme oder Gel eingeschmiert werden, damit er weniger weh tut. Bei einem Kleinkind wird ein halber Beutel, bei einem Schulkind ein ¾ bis ein ganzer Beutel langsam in den Darm hineingedrückt. Das Klistier wird anschließend entfernt und die Pobacken zusammengehalten. Wenn möglich, sollen die Kinder die Flüssigkeit 15 bis 20 Minuten einhalten. Wenn der Stuhldrang kommt, dann dürfen sie auf die Toilette gehen. Auch die Gabe der Klistiere muss zum Teil wiederholt werden.

Wiederum kann man mit dem Ultraschall leicht sehen, ob weitere Klistiere notwendig sind. Das Abführmittel, wie auch die Klistiere werden von Ihrem Kinderarzt oder Kinderpsychiater verschrieben. Auch die Dosierung speziell für Ihr Kind wird Ihnen dort mitgeteilt.

In ganz seltenen Fällen (bei jahrelanger Stuhlretention) reichen weder orale Abführmittel noch Klistiere aus. Der alte Stuhl kann sogar mit der Darmwand „verbacken" sein. In solchen Fällen müssen in Spezialeinheiten (Kinderkliniken, Kinderchirurgische Kliniken) der Darm ausgespült, in seltenen Fällen sogar in Narkose der Stuhl ausgeräumt werden. Diese – zum Glück selten notwendigen – Schritte sollten immer von einem erfahrenen Kinderchirurgen oder Kinderarzt vorgenommen werden. Die Erfahrung speziell mit Kindern ist dabei unerlässlich.

Egal auf welchem Weg, die Desimpaktion ist der Start und die Voraussetzung für den weiteren Erfolg. Es leuchtet ein, dass der alte Stuhl einfach „raus" muss, wenn das Ziel der langfristigen, selbstständigen Sauberkeit erreicht werden soll.

2.6 Wie führt man die Erhaltungstherapie durch?

Nachdem die Stuhlmassen entfernt wurden, ist es wichtig, zu verhindern, dass sie sich in dem noch „ausgeleierten" Darm wieder ansammeln können. Dies würde sehr schnell und leicht geschehen, wenn man dieses nicht aktiv verhindert. Die zwei wichtigen Komponenten in der Erhaltungstherapie sind daher orale Abführmittel und das Toilettentraining.

Wiederum hat sich als Mittel der ersten Wahl das Medikament Polyethylenglykol (PEG) (Laxofalk®, Movicol junior®, Movicol® usw.) bewährt. Im Prinzip hat dieses Medikament die Behandlung der Verstopfung „revolutioniert". Es ist selbst bei ganz jungen Kindern ab dem Alter von 2 Jahren zugelassen und wird auch von diesen gut vertragen.

Die Dosierung richtet sich allgemein nach der Wirkung. Man beginnt mit einer geringen Dosierung von 0,4 g/kg Körpergewicht pro Tag. Wiegt Ihr Kind z. B. 25 kg, so beträgt die Dosierung 10 g pro Tag. Diese 10 g werden auf zwei Zeiten verteilt, nämlich morgens und abends. Das Medikament wird in Beuteln in Pulverform geliefert. Dieses Pulver kann in Flüssigkeiten und in Nahrung untergerührt werden und ist geschmacksneutral. Wiederum ist auf eine genügende Flüssigkeitszufuhr zu achten.

Wenn durch diese Anfangsdosierung der Stuhl wie eine weiche Wurst aussieht, dann kann man diese Menge beibehalten. Ist der Stuhl wässrig und flüssig, dann wird die Menge reduziert. Ist der Stuhl allerdings hart, dann erhöht man schrittweise das Medikament so lange, bis der Stuhl weich geworden ist. Die Spannbreite der Dosierung ist von Kind zu Kind sehr unterschiedlich. In verschiedenen Studien wurden Mengen von 0,2 bis 1,5 g/kg Körpergewicht und Tag gebraucht. Entscheidend dabei ist die individuelle Abstimmung auf die Bedürfnisse Ihres Kindes. Ihr Kinderarzt und Kinderpsychiater wird Sie dabei beraten.

Das Medikament kann auch langfristig eingenommen werden. Langzeitnebenwirkungen gibt es nicht. Wichtig ist allerdings, dass es einerseits regelmäßig, anderseits lang genug eingenommen wird. Falls eine Verstopfung lange gebraucht hat sich zu entwickeln, wird sie auch lange brauchen, bis sie sich vollständig zurückgebildet hat. Der Darm muss Schritt für Schritt schrumpfen, bis er seine ursprüngliche Form wieder angenommen hat. So wird eine Behandlungsdauer von 6 bis 24 Monaten empfohlen. Selbst wenn Ihr Kind vollkommen sauber geworden ist, empfiehlt es sich, das Abführmittel etwas länger zu geben, um das Wiederauftreten der Verstopfung zu verhindern. Das Absetzen sollte immer langsam erfolgen. Falls es dann wieder zur Verstopfung kommt, kann das Medikament beliebig lange weitergegeben werden. In einzelnen Fällen haben Kinder das Medikament über viele Jahre eingenommen, das Problem war behoben und Nebenwirkungen waren nicht vorhanden.

Wiederum sollte die Medikamentengabe nicht ohne weitere Massnahmen erfolgen. Es ist wichtig, dass regelmäßige Nachuntersuchungen stattfinden. Es wird empfohlen, dass Ihr Kind spätestens alle 4 Wochen vorgestellt wird. Auch sollte die Behandlung mit Abführmitteln immer nach einer ausführlichen Beratung und gleichzeitig mit dem Toilettentraining erfolgen. Erst in dieser Kombination kann die volle Wirksamkeit der Behandlung erreicht werden.

2.7 Was versteht man unter einem Toilettentraining?

Das sogenannte Toilettentraining ist die wichtigste Komponente in der Behandlung der Enkopresis – mit oder ohne Verstopfung. Dies haben verschiedene Studien wiederholt gezeigt. Das Toilettentraining kann nur wirksam sein, wenn es regelmäßig durchgeführt und entsprechend protokolliert wird. Protokolle finden sich im Anhang auf Seite 66.

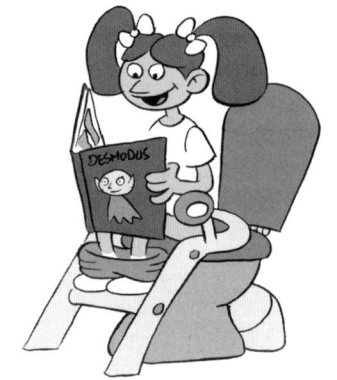

Das Prinzip des Toilettentrainings ist einfach. Nach den drei Hauptmahlzeiten (Frühstück, Mittagessen, Abendbrot) werden die Kinder gebeten, 5 bis 10 Minuten auf der Toilette zu sitzen. Diese Zeiten sind besonders wertvoll, da der Darm nach den Mahlzeiten besonders zur Ausscheidung bereit ist. Über Hormone und die Aktivierung des Nervensystems des Darms werden die Entleerungsreflexe in Gang gesetzt. Deshalb sollten diese Sitzungen nach und nicht vor den Mahlzeiten erfolgen.

Wichtig ist dabei, dass das Kind entspannt und sicher auf der Toilette sitzt. Kindertoilettensitze, die auf die Toilettenbrille gelegt werden, verkleinern die Toilettenöffnung und bieten den Kindern Sicherheit. Manche Kinder haben Angst, dass sie sonst in die Toilette hineinfallen, wackeln hin und her und halten sich verkrampft fest. Ferner sollte darauf geachtet werden, dass das Kind Fußkontakt hat. Ein entsprechender Hocker wird vor die Toilette gestellt, das Kind steigt darauf und fühlt sich ebenfalls sicher. Eine Kombination von Kindertoilettensitz und Fußkontakt bieten die sogenannten Toilettenleitern, die aus einer kleinen Leiter mit Haltegriffen und Sitz bestehen. Die Kinder können leicht hoch klettern und sich die Stufe suchen, auf der sie ihre Füße am besten setzen können.

Von der Körperhaltung her ist darauf zu achten, dass die Kinder die Beine entspannt und gespreizt halten und aufrecht sitzen. Die Toilettenzeiten sollten positiv und angenehm gestaltet werden. Die Kinder können allen Aktivitäten nachgehen, die sie nicht vom Sitzen abhalten. Das heißt sie können Bücher und Comics lesen, malen, flöten, spielen usw. Es ist nichts dagegen einzuwenden, wenn ihnen während der Toilettensitzung vorgelesen wird.

Falls ein Kind einen besonderen Anreiz braucht, können z. B. Spielsachen, die nur zu den Toilettenzeiten zur Verfügung gestellt werden, von großer Hilfe sein. Auch Malbücher, die nur auf der Toilette ausgemalt werden, dienen zur Motivation. Besonders wirksam war die Idee einer Mutter, die die Spielzeiten mit dem Nintendo ausschließlich auf die Toilettenzeiten beschränkte. Der Anreiz auf die Toilette zu gehen war riesengroß.

Die Kinder können selbstverständlich auch länger auf der Toilette bleiben, z. B. 15 bis 20 Minuten. Stundenlange Toilettensitzungen mit Nintendo-Spielen sind nicht hilfreich. Auch ist es nicht erforderlich, dass sie während dieser Sitzungen Stuhl in die Toilette absetzen. Es genügt vollkommen, dass sie zu diesen besonderen Zeiten nach den Mahlzeiten auf der Toilette sitzen. Durch dieses regelmäßige Training werden die Entleerungsreflexe und Darmaktivitäten so reguliert, dass es zu einer Gewohnheit wird und die Wahrscheinlichkeit steigt, dass Stuhl irgendwann regelmäßig in die Toilette geht. Es geht also um die regelmäßige Einübung eine Gewohnheit, die sowohl positive körperliche, wie auch psychische Auswirkungen hat.

Das Toilettentraining kann von Kindern in einem eigenen Plan dokumentiert werden, wenn diese es wünschen. Ein entsprechendes „Kloprogramm" findet sich im Anhang des Ratgebers auf Seite 64. In den drei Spalten sind Symbole für Frühstück, Mittagessen und Abendbrot verzeichnet. Bei dem jeweiligen Wochentag können Kinder ein entsprechendes Zeichen machen oder einen Aufkleber einkleben, wenn sie die 5 bis 10 Minuten korrekt gesessen haben. Allein das Ausfüllen dieses Planes steigert die Motivation. Falls weitere Anreize zur Mitarbeit notwendig sind, kann über das Kloprogramm ein einfaches Belohnersystem eingesetzt werden. In der einfachsten Form erhält das Kind für jede erfolgreiche Sitzung einen kleinen minimalen Belohner, wie z.B. ein Gummibärchen oder einen Sticker. Bei älteren Kindern kann man auch etwas größere Belohnungen für die gesamte Woche vereinbaren. Wenn das Kind
z.B. von den 21 Toilettenzeiten 18 korrekt auf der Toilette gesessen hat, erhält es anschließend eine kleine materielle Belohnung (z.B. ein Auto) oder eine immaterielle Belohnung (z.B. gemeinsam Schwimmen oder Eisessen gehen) usw. Erreicht es die vereinbarte Punktzahl nicht, erhält es keine Belohnung. Auch können die Punkte nicht von einer Woche zur anderen weitergetragen werden. Dies bedeutet, dass jede Woche erneut die Möglichkeit einer Belohnung besteht.

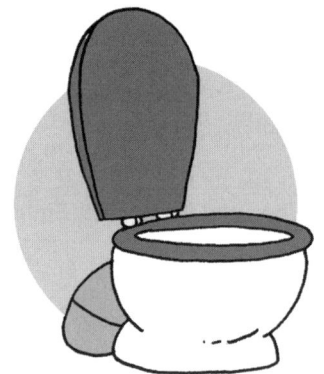

Während die Dokumentation von den Kindern erfolgen kann, aber nicht muss, sollte die elterliche Dokumentation in keinem Fall fehlen. Ein sogenannter „Schickplan" findet sich ebenfalls im Anhang, auf Seite 66 („Toilettentraining"). Dort sind die drei Zeiten (morgens, mittags und abends) vermerkt. Zu jedem Wochentag und zu jeder Sitzung werden von den Eltern verschiedene Informationen eingetragen. Zunächst wird vermerkt, das Kind selbst auf die Toilette ging oder geschickt werden musste. Als nächstes wird vermerkt, ob die Hose in der Zwischenzeit sauber oder nass, beschmiert oder sogar eingekotet war. Schließlich wird eingetragen, ob auf der Toilette Urin und Stuhl abgesetzt wurde.

Dieser Dokumentationsplan ermöglicht es, auch Zwischenerfolge festzustellen. Im Laufe der Behandlung kommt es bei vielen Kindern dazu, dass sie zunehmend selbstständig ohne Aufforderung auf die Toilette gehen.

Die Hose ist in der Zwischenzeit häufiger sauber. Auch gewöhnen sie sich durch das Toilettentraining daran, in der Toilette Stuhl und Urin abzusetzen.

Die Dokumentationen können auch hilfreich für Besprechungen sein, wenn z. B. Rückfälle eintreten oder es besonders lange dauert, bis ein Erfolg eintritt. Daher sollten Sie alle Bögen sorgfältig aufheben und diese zu Ihrem nächsten Termin bei Ihrem Arzt oder Therapeuten mitbringen. Wenn Sie zwischendurch Fragen haben, ist es sinnvoll, beim Therapeuten anzurufen, als bis zum nächsten Termin zu warten. Oft kann man durch kleine Beratungen und Veränderungen erreichen, dass die Motivation des Kindes wieder steigt und es mit dem Training vorangeht. Auch beim Toilettentraining muss bei vielen Kindern lange genug am Ball geblieben werden. Eine Dauer des Trainings über viele Wochen und Monate hinweg sind keine Seltenheit. Auch wenn Ihr Kind sauber geworden ist, lohnt es sich, anschließend noch eine Zeitlang die Pläne auszufüllen. Erst wenn der Stuhlgang sich komplett normalisiert hat, kann man die Pläne – zusammen mit dem Abführmittel – langsam absetzen. Zur Nachkontrolle sollten wiederum Termine beim Therapeuten vereinbart werden, um möglichen Rückfällen vorzubeugen.

Dieser Einsatz lohnt sich auf jeden Fall – ist und bleibt Ihr Kind sauber, wird es Ihnen und allen Mitgliedern Ihrer Familie besser gehen.

3 Einkoten ohne Verstopfung

3.1 Was versteht man unter Einkoten ohne Verstopfung und wie entsteht sie?

Wie der Name es sagt, koten bei dieser Form der Enkopresis die Kinder ein, zeigen aber keinerlei Zeichen von Verstopfung. In anderen Worte, die Kinder gehen täglich auf die Toilette und setzen normal geformten Stuhl ab. Sie haben dabei keine Schmerzen, auch Bauchschmerzen zwischen den Stuhlgängen sind nicht typisch. Der Appetit ist ausgeglichen. Bei der körperlichen Untersuchung ist der Bauch weich, beim Ultraschall ist der Enddarm nicht erweitert.

Auch bei dieser Form der Enkopresis gilt die übliche Definition, das Kind muss mindestens 6 Monate einmal im Monat einkoten und organische Ursachen müssen ausgeschlossen werden. Als Einkoten wird jede Form der Stuhlausscheidung in der Hose verstanden, sowohl Schmieren, wie auch Häufchen. Auch hier ist das Ziel die absolute Sauberkeit.

Beim Einkoten ohne Verstopfung sind die Ursachen wesentlich weniger geklärt. Genetische anlagebedingte Ursachen spielen eine geringere Rolle als bei der Obstipation. Auch sind typische Auslöser zu Beginn der Erkrankung nicht immer zu erkennen.

Früher hat man geglaubt, dass die Enkopresis ohne Verstopfung rein psychisch bedingt sei. Durch neuere Studien weiß man, dass dies nicht der Fall ist. Die Rate von begleitenden psychischen Störungen ist bei beiden Formen der Enkopresis – mit und ohne Verstopfung – genauso hoch. Das heißt, nicht eine Form ist psychisch und die andere ist körperlich bedingt, wie man noch vor 20 Jahren vermutet hat.

Letztendlich muss man feststellen, dass es keine eindeutigen, klar zustellenden Ursachen bei dieser Form des Einkotens gibt. Dies ist kein Problem, da die Behandlung auch hier einfach und erfolgreich ist.

3.2 Wie behandelt man die Enkopresis ohne Verstopfung?

Die Behandlung der Enkopresis ohne Verstopfung ist einfach und erfolgreich. Man behandelt sie ganz einfach mit dem oben genannten Toilettentraining. Eine ausführliche Beschreibung findet sich im Kapitel 2.7. Mit anderen Worten, das Training unterscheidet sich bei diesen beiden Hauptformen des Einkotens überhaupt nicht. Die Grundprinzipien und die Durchführung sind gleich, auch die Dokumentation sollte entsprechend erfolgen. Wichtig ist wiederum, dass das Training lange genug durchgeführt wird. Auch nachdem das Kind sauber geworden ist, ist es empfehlenswert, das Training noch eine Weile fortzusetzen, um die Behandlungserfolge zu stabilisieren. Regelmäßige Vorstellungstermine beim Therapeuten, alle 4 Wochen, sind während der Behandlung zu empfehlen. Auch nach Abschluss der Behandlung sind Wiedervorstellungen sinnvoll, um Rückfällen vorzubeugen.

Beim Einkoten ohne Verstopfung sollte jede Form der medikamentösen Behandlung unterbleiben. Man weiß, dass die Gabe von Abführmitteln den Behandlungserfolg sogar verschlechtern kann. Sie sind nicht notwendig und führen zu wässrigem Stuhl, was wiederum die Neigung zum Einkoten begünstigt.

Dies bedeutet, dass man immer vorher sicherstellen sollte, ob eine Verstopfung und ein Zurückhalten von Stuhl vorliegt oder nicht. Nur wenn eine Verstopfung vorliegt, müssen Abführmittel gegeben werden – zur anfänglichen Desimpaktion und zur Erhaltungstherapie. Wenn jedoch keine Verstopfung vorliegt, dann sind Abführmittel absolut nicht angezeigt und eine Gabe von Abführmitteln sollte unterbleiben.

4 Toilettenverweigerung

Bei dem Toilettenverweigerungssyndrom zeigt ein Kind ein typisches Verhalten, das vielen Eltern bekannt ist. Urin wird zwar auf dem Töpfchen oder auf der Toilette abgesetzt, zum Stuhlgang wird eine Windel verlangt. Der Stuhl wird niemals in die Toilette abgesetzt. Dieses Verhalten ist im Kleinkindalter sehr häufig, vor allem wenn es vorübergehend ist. Von einem Toilettenverweigerungssyndrom, d. h. einer Auffälligkeit spricht man nur, wenn das Verhalten länger als 1 Monat aufrechterhalten wird.

4.1 Wie entsteht eine Toilettenverweigerung?

Die Ursachen der Toilettenverweigerung sind nicht eindeutig geklärt. Es scheint ein häufiges vorübergehendes Phänomen bei vielen Kleinkindern zu sein. Wenn es nicht längere Zeit beibehalten wird, ist es völlig harmlos und hat keine weitere Bedeutung.

Bei einigen Kindern liegen leichte Risikofaktoren vor, wie z. B. belastende Lebensereignisse und Verhaltensauffälligkeiten. Manche Kinder neigen zum oppositionellen verweigernden Verhalten auch in anderen Bereichen. Das heißt, sie versuchen, bestimmte Regeln zu umgehen, diskutieren lange, verweigern sich, sind verbal aggressiv und können sogar Wutanfälle bekommen. Bei der Sauberkeitserziehung ist eine eher passive Laissez-faire-Haltung der Eltern häufiger.

Ein besonderer Risikofaktor ist ferner die Verstopfung. Aus Studien weiß man, dass eine vorbestehende Obstipation das Risiko für eine Toilettenverweigerung steigert. In diesen Fällen hat das Kind vorher eine Verstopfung und entwickelt anschließend die Gewohnheit, den Stuhl in die Windel abzusetzen. Diese Gewohnheit wird dann beibehalten. In anderen Fällen ist die Reihenfolge umgekehrt: Das Kind hält Stuhl zurück bis es die Windel bekommt und entwickelt dadurch eine Verstopfung. Unabhängig von der Reihenfolge kann die Toilettenverweigerung zu einer chronischen Obstipation und anschließendem Einkoten führen. In diesen Fällen dient die Behandlung der Toilettenverweigerung letztlich auch der Vorbeugung einer späteren Einkotproblematik mit Verstopfung.

4.2 Wie behandelt man die Toilettenverweigerung?

Bei der Behandlung muss man zwischen der vorübergehenden Toilettenverweigerung und den chronischen Verläufen unterscheiden.

Typisch für die vorübergehende Toilettenverweigerung ist, dass sie zeitlich begrenzt ist und keine langfristigen Folgen hat. Viele Eltern sind durch dieses besondere Verhalten der Kinder, nämlich den Stuhl nur in die Windel abzusetzen, beunruhigt. Sie versuchen ihrem Kind dieses aktiv abzugewöhnen, geben ihrem Kind inkonsequenterweise mal die Windel und mal nicht und versuchen mit allen Mitteln es zum Töpfchen zu bringen. Das Kind seinerseits hält hartnäckig an seiner Gewohnheit fest und hält eher den Stuhl zurück, als dass es sich dem Druck beugt. Häufig entwickeln sich dadurch Auseinandersetzungen in der Familie mit Streitigkeiten und heftigen Emotionen.

Falls Sie dieses kennen, ist der Rat bei kurz andauernden Formen der Toilettenverweigerung relativ einfach. Es wird empfohlen, dem Kind die Windel tagsüber zu geben. Es soll dem Kind gesagt werden, dass es die Windel so lange tragen muss, bis es bereit ist, irgendwann auf die Toilette zu gehen. In anderen Worten, das Kind soll die Windel andauernd tragen und nicht nur zur Ausscheidung erhalten.

Ferner soll jede Form von Stress und Auseinandersetzung in der Familie vermieden werden. Auch jeglicher Versuch, die Sauberkeitserziehung voranzutreiben, soll unterbleiben. Sehr viel günstiger ist es, gemeinsame Unternehmungen und Aktivitäten zu planen, die Eltern und Kind Freude bereiten und die die positiven Aspekte der Beziehung stärken können. Auch gemeinsame regelmäßige Spielzeiten, z. B. 10 Minuten am Tag, können hilfreich sein. Weitere Therapien sind meistens nicht notwendig. Irgendwann wird das Kind von selbst den Wunsch äußern, auf die Toilette zu gehen und die Windel abzugeben.

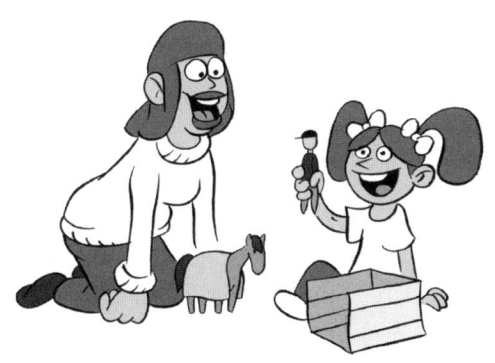

Bei länger andauernden chronischen Verläufen der Toilettenverweigerung reicht dieses Vorgehen natürlich nicht aus. Das Kind bekommt dennoch tagsüber seine Windel, zusätzlich wird das Toilettentraining, das oben beschrieben wurde, durchgeführt (vgl. Kapitel 2.7). Mit anderen Worten, zu den vereinbarten Zeiten nach den drei Hauptmahlzeiten sitzen die Kinder auf der Toilette, genauso wie die Kinder mit einer Enkopresis. Dieses kombinierte Vorgehen hat den Vorteil, dass der Ärger und Stress in der Familie nachlässt. Anderseits wird durch das Toilettentraining die Regulierung des Stuhlgangs über die Entleerungsreflexe trainiert.

Wenn allerdings sich inzwischen eine Verstopfung gebildet hat, zu denen Kinder mit einer Toilettenverweigerung neigen, müssen zusätzlich orale Abführmittel gegeben werden. Auch hier ist das Polyethylenglykol (PEG) Mittel der ersten Wahl. Es ist ab dem Alter von 2 Jahren zugelassen und wird auch von jungen Kleinkindern gut vertragen.

5 Einkoten mit Einnässen

Kommt es vor, dass Ihr Kind neben dem Einkoten auch eine nasse Hose oder ein nasses Bett hat? In diesem Fall handelt es sich um eine kombinierte Ausscheidungsstörung, die gar nicht so selten ist. Viele Kinder mit Enkopresis haben nicht ein, sondern zwei oder sogar drei Probleme, d. h. sie koten ein, nässen tags und nachts ein.

5.1 Wie entsteht das Einnässen mit Einkoten?

Zunächst gilt es festzuhalten, dass die Kombination sehr häufig ist. Bei dem Einkoten mit Verstopfung sind die Zusammenhänge wieder leichter zu verstehen. Wenn ein Kind Stuhl zurückhält, ist die Wahrscheinlichkeit groß, dass es auch Urin zurückhält, da der Beckenboden eine gemeinsame Funktionseinheit bildet. Wenn Urin zurückgehalten wird, ist die Wahrscheinlichkeit für Harnwegsinfekte oder auch für Einnässen erhöht.

Weiterhin können die zurückgehaltenen Stuhlmassen bei der Verstopfung dazu führen, dass die Funktion der Blase beeinträchtigt wird und sie z. B. beginnt, sich häufiger zusammenzuziehen.

Zuletzt wird die Darm- und Blasenfunktion über ähnliche Zentren im Rückenmark und Gehirn koordiniert, sodass die Störung eines Systems leicht das andere beeinträchtigen kann.

Im Einzelfall lassen sich die speziellen Ursachen der gemeinsamen Störungen nicht unbedingt finden. Dies ist auch nicht wichtig. Entscheidend ist es, die genaue Form des Einnässens zu erkennen und zu behandeln. Dazu ist es wichtig zu unterscheiden, ob Ihr Kind tags und/oder nachts einnässt. Genaue Angaben zu Einnässproblemen finden Sie im „Ratgeber Einnässen" (von Gontard & Lehmkuhl, 2004).

5.2 Was versteht man unter einem Einnässen tags?

Das Einnässen tags wird von Fachleuten auch als funktionelle Harninkontinenz bezeichnet. Es handelt sich allgemein um ein unwillkürliches Einnässen tagsüber ab einem Alter von 5 Jahren nach Ausschluss organischer Ursachen. Wie man sieht, sind die Definitionen des Einkotens und des Einnässens ähnlich bis auf die Altersdefinition. Das Einnässen ist bei 4-jährigen Kindern so häufig und gehört zum normalen Entwicklungsverlauf, dass es noch nicht als Störung bezeichnet werden kann. Erst ab dem Alter von 5 Jahren spricht man von einer Störung.

Typisch für das Einnässen tags ist, dass die Funktion der Blase betroffen ist. Wiederum können verschiedene Formen des Einnässens unterschieden werden. Die drei häufigsten heißen Dranginkontinenz, Miktionsaufschub und Dyskoordination. Dieses mag auf den ersten Blick verwirrend erscheinen, doch lassen sich diese Formen leicht unterscheiden.

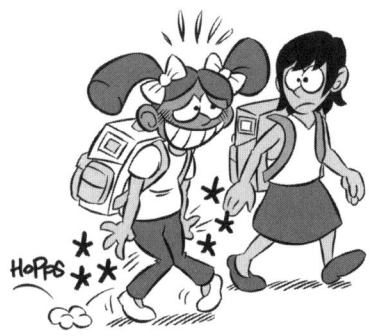

Bei der *Dranginkontinenz* handelt es sich um eine anlagebedingte Störung, bei der die Blase sich während der Füllungszeit immer wieder zusammenzieht. Dieses wird von den Kindern als Harndrang wahrgenommen, deshalb der Begriff Dranginkontinenz. Typisch ist, dass sie plötzlich auf die Toilette rennen müssen, dass dies häufig am Tag geschieht und dass kleine Urinmengen abgesetzt werden. Die Hose ist oft feucht, da oft nur kleine Mengen eingenässt werden. Um den Harndrang aufzuhalten, setzen die Kinder Haltemanöver ein, wie Beine übereinander kreuzen.

Bei der Harninkontinenz bei *Miktionsaufschub* gehen die Kinder im Gegenteil sehr selten auf die Toilette und scheiden große Urinmengen aus. Obwohl sie eigentlich müssten, verzögern sie den Gang auf die Toilette, indem sie wiederum Haltemanöver einsetzen. Von daher leitet sich der Name Miktionsaufschub ab. Bei dieser Form handelt es sich um eine erworbene Störung, die häufig ebenfalls mit einem verweigernden Verhalten verbunden sein kann.

Bei der dritten Form, der *Dyskoordination*, ist während der Blasenentleerung das Zwischenspiel zwischen Blasenhohl- und Schließmuskel gestört. Anstatt den Schließmuskel während des Wasserlassens zu öffnen und dadurch den Urin austreten zu lassen, spannen die Kinder unwillkürlich an und verengen den Schließmuskel. Typisch bei dieser Form ist es, dass die Kinder zu Beginn des Wasserlassens pressen müssen und der Harnfluss unterbrochen ist. Bei dieser Form sind begleitende Harnwegsinfekte und andere Komplikationen häufig. Sie müssen rechtzeitig erkannt und behandelt werden.

5.3 Was versteht man unter einem nächtlichen Einnässen?

Das nächtliche Einnässen wird auch mit dem Fachausdruck *Enuresis nocturna* bezeichnet. Dieses bezeichnet jedes nächtliche Einnässen nach Ausschluss organischer Ursachen bei einem Kind ab dem Alter von 5 Jahren. Auch hierbei ist die Altersdefinition anders als bei der Enkopresis, weil das nächtliche Einnässen so häufig ist. Beim nächtlichen Einnässen wird unterschieden, ob ein Kind noch nie trocken gewesen ist (primäres nächtliches Einnässen) oder ob es einen Rückfall erlitten hat nach einer trockenen Dauer von mindestens 6 Monaten (sekundäres nächtliches Einnässen). Auch wird unterschieden, ob es nur nachts einnässt (monosymptomatisch) oder es tagsüber Zeichen einer Blasenfunktion zeigt ohne einzunässen (nicht monosymptomatisch). Diese mag für Sie etwas verwirrend erscheinen, die Diagnose ist jedoch für die Behandlung bedeutend und sollte deshalb gestellt werden.

Beim nächtlichen Einnässen sind es überwiegend genetische, anlagebedingte Faktoren, die eine Rolle spielen. Diese wirken sich vor allem auf die Regulation der Blasenfunktion im Schlaf aus, d. h. es handelt sich eher um eine Reifungsstörung des Gehirns, als um eine Störung der Blase. Zwei Faktoren sind dabei wichtig: Die Kinder schlafen sehr tief, sind schwer erweckbar und wachen nicht auf, wenn die Blase gefüllt ist. Anderseits wird die Entleerung der vollen Blase während des Schlafs auch vom Gehirn nicht genügend unterdrückt.

5.4 Wie untersucht man die Einnässproblematik?

Auch hierzu liefert der „Ratgeber Einnässen" (von Gontard & Lehmkuhl, 2004) ausführliche Informationen. Beim Einnässen ist eine kinderärztliche und körperliche Untersuchung unbedingt notwendig. Eine Urinuntersuchung sollte immer erfolgen, um einen Harnwegsinfekt auszuschließen. Fragebögen und Protokolle sind eher hilfreich. Wenn Ihr Kind also einnässt, ist es unbedingt zu empfehlen, dass Sie das 48-Stunden-Toiletten-protokoll im Anhang (vgl. Seite 62) komplett ausfüllen, d. h. auch die Urinmengen messen.

Die exakte Diagnose der Einnässproblematik ist Voraussetzung für eine gezielte Therapie. Im Prinzip muss jede Einnässform separat und spezifisch behandelt werden.

5.5 Wie behandelt man das Einnässen tags?

Die genaue Behandlung kann in diesem Ratgeber zur Enkopresis nicht detailliert dargestellt werden. Im Folgenden werden daher die Behandlungsempfehlungen nur kurz zusammengefasst.

Leidet Ihr Kind an einer Dranginkontinenz, d. h. geht es häufig auf die Toilette mit kleinen Urinmengen und begleitenden Harndrangsymptomen, sollen zunächst regelmäßig Pläne ausgefüllt werden. Ihr Kind wird gebeten, jedes Mal, wenn es einen Harndrang spürt, sofort auf die Toilette zu gehen und keine Haltemanöver einzusetzen. Falls es geschafft hat, rechtzeitig auf die Toilette zu gehen ohne dass die Hose nass war, darf es in einem Plan ein Fähnchen einzeichnen. Falls die Hose doch nass geworden ist, malt es eine Wolke. Natürlich kann Ihr Kind jedes andere Symbol wählen. Am Anfang der Behandlung kann es durchaus sein, dass Ihr Kind über zehnmal am Tag auf die Toilette geht. Im Verlauf der Behandlung lassen die Zahl der Fähnchen nach, im weiteren Verlauf auch die Zahl der Wölkchen. Für ein Drittel der Kinder reichen diese Pläne komplett aus. Bei zwei Drittel der Kinder sind zusätzliche Medikamente erforderlich, wie z. B. Oxybutinin oder Propiverin. Das Prinzip dieser Medikamente ist einfach: Sie stellen die Blase „ruhig", sodass sie mehr Urin fassen kann und es zu selteneren Drangsymptomen kommt. Während der Medikamentengabe sollten die Pläne und das Training in unveränderter Form fortgesetzt werden.

Beim Miktionsaufschub gehen die Kinder selten auf die Toilette und zögern den Toilettengang hinaus. Das Ziel der Behandlung ist es, die Häufigkeit des Toilettengangs zu steigern. Mit den Kindern wird vereinbart, dass sie mindestens siebenmal auf die Toilette gehen sollen. Jedes Mal, wenn sie auf der Toilette waren, dürfen sie in einem Plan ein entsprechendes Zeichen einzeichnen. Falls es zum Einnässen kommt, wird dieses ebenfalls vermerkt. Durch die Steigerung der Toilettengänge hört bei den meisten Kindern das Einnässen auf.

Bei der Dyskoordination spannen die Kinder den Beckenboden an, anstatt während der Blasenentleerung zu entspannen. Diese Störung behandelt man am besten mit einem Biofeedbackverfahren. Über Geräusche und eine kindgerechte Animation wird den Kindern die Blasenentleerung und ihre Anspannung im Beckenboden widergespiegelt. Bei der Blasendyskoordination sind Biofeedbackverfahren sehr wirksam. Leider haben sie bei der Enkopresis keinerlei Erfolge erbracht, sodass das Biofeedbacktraining beim Einkoten nicht indiziert ist. Nur bei der Harninkontinenz zeigen sich wirklich gute Ergebnisse.

Viele Eltern fragen nach, welche Werte für ihr Kind „noch normal" sind. Als Orientierung können folgende Zahlen dienen. Die „normale" Häufigkeit des Wasserlassens liegt bei fünf- bis siebenmal am Tag. Bei Kindern mit Dranginkontinenz sind es acht oder mehr, beim Aufschub vier oder weniger. Auch das normale maximale Urinvolumen lässt sich leicht nach folgender Formel errechnen: Alter + 1 × 30 ml ergibt das altersentsprechende Urinvolumen im Kindesalter (nicht für Jugendliche). Wenn Ihr Kind also 6 Jahre alt ist, gilt Folgendes: 6 + 1 × 30 ml = 210 ml (= altersentsprechendes Blasenvolumen). Bei der Dranginkontinenz ist es üblich, dass Kinder nur 30 bis 50 ml ausscheiden, d. h. also zu wenig Urin ausscheiden. Beim Aufschub können große Volumina bis zu 500 ml vorkommen. Das Pressen und der unterbrochene Harnfluss wie bei der Dyskoordination sind in keinem Fall normal. Dies sollte immer Anlass zur Abklärung bei einem Arzt sein.

5.6   Wie behandelt man das nächtliche Einnässen?

Auch hier können nur die Grundprinzipien der Behandlung kurz erwähnt werden. Beim nächtlichen Einnässen lohnt es sich immer zunächst einen Monatsplan zu führen (vgl. Anhang, Seite 65). Kinder werden gebeten, trockene Nächte mit einer Sonne, nasse Nächte mit einer Wolke zu kennzeichnen. Alleine durch diese Dokumentation und Beobachtung werden 15 % der Kinder mit nächtlichem Einnässen trocken, ohne das eine weitere Behandlung notwendig ist. Bei den restlichen 85 % sind weitere Behandlungen notwendig.

Das Mittel der ersten Wahl ist eine Behandlung mit einem Klingelgerät. Diese Behandlung bezeichnet man auch als apparative Verhaltenstherapie (AVT). Viele Studien haben gezeigt, dass es keine wirksamere Behandlungsform gibt als die AVT. Ca. 70 % der Kinder werden trocken und bleiben langfristig kontinent. Keine andere Behandlungsform kommt an diese Behandlungserfolge heran. Voraussetzung für die Behandlung ist allerdings, dass die Eltern und das Kind gut mitarbeiten, dass die AVT konsequent und lange genug (maximal 16 Wochen) durchgeführt wird.

Das Klingelgerät besteht aus einem Feuchtigkeitsfühler und einer Klingel. Es gibt zwei verschiedene Formen: Bei den tragbaren Geräten wird der Feuchtigkeitsfühler in die Unterhose geklemmt und die batteriebetriebene Klingel am Schlafanzug in der Nähe des Ohres befestigt. Inzwischen gibt es auch kindgerechte Klingeln, z. B. in Mausform. Bei der Klingelmatte besteht der Feuchtigkeitsfühler aus einer Matte, die unter das Bettlaken gelegt wird. Diese ist über ein Kabel mit einer Klingel verbunden, die neben das Bett gestellt wird. Beide Geräte sind gleich wirksam, sodass die Auswahl den Kindern überlassen werden sollte.

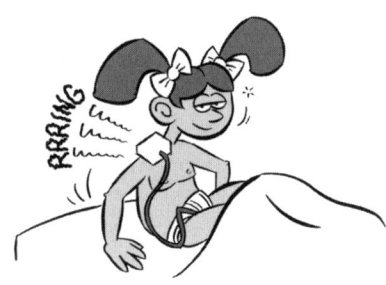

Das Gerät wird abends angelegt und eingestellt. Falls die Nacht trocken war, sind keine weiteren Maßnahmen notwendig und das Gerät kann am nächsten Morgen ausgestellt werden. Falls es zum Einnässen kommt, ist es wichtig, dass das Kind rasch und komplett wach wird. Es soll zur Toilette gehen und den Resturin auf der Toilette machen, Schlafanzug und Bettwäsche wechseln und das Gerät wieder einstellen. Bei jüngeren Kindern ist die Mitarbeit der Eltern notwenig. Die Abläufe werden in einem gesonderten Plan dokumentiert und bei den Besuchen beim Arzt und Therapeuten mitgebracht. Die genaue Wirkungsweise des Gerätes ist nicht bekannt, nur dass es hoch effektiv ist. Etwa zwei Drittel der Kinder lernen, mit voller Blase durchzuschlafen. Ein Drittel der Kinder lernt, bei voller Blase aufzuwachen und auf die Toilette zu gehen. Wie der Behandlungserfolg erreicht wird, ist nicht wichtig – Hauptsache Ihr Kind wird trocken. Das Gerät soll so lange eingesetzt werden, bis Ihr Kind 2 Wochen hintereinander trocken ist. Danach kann es abgesetzt werden.

Manche Kinder erreichen die Trockenheit schnell, z. B. nach 6 bis 8 Wochen. Andere brauchen länger dazu. In diesen Fällen kann das Klingelgerät mit einfachen Belohnersystemen ergänzt werden. Dabei ist es wichtig, dass das Kind nicht für trockene Nächte belohnt wird, sondern ausschließlich für seine Mitarbeit, die es willkürlich steuern kann. Falls die Behandlung mit dem Klingelgerät nach 16 Wochen nicht erfolgreich ist, sollte man sie erst einmal beenden.

Das Mittel der zweiten Wahl ist eine Behandlung mit einem Medikament. Vorrangig wird hier Desmopressin angewendet. Dieses Medikament bewirkt, dass nachts weniger Urin gebildet wird. Dadurch werden ca. 70 % der Kinder trocken oder nässen weniger ein. Wenn das Medikament abgesetzt wird, erleiden die meisten Kinder aber einen Rückfall. Die langfristige Wirkung ist längst nicht so gut wie die Behandlung mit dem Klingelgerät. Die Medikamente eignen sich deshalb besonders,

- wenn Kinder für die Behandlung mit dem Klingelgerät noch nicht motiviert sind;
- wenn Eltern zu belastet sind, so dass sie die Behandlung nicht gewährleisten können;
- wenn Kinder kurzfristig trocken werden müssen, wie z. B. vor Schulausflügen;
- oder bei therapieresistenten Fällen, wenn alle anderen Maßnahmen fehlgeschlagen sind.

Das Medikament ist gut verträglich. Es wird abends in Tablettenform gegeben. Die Dosierung beträgt 1 bis 2 Tabletten (0,2 bis 0,4 mg). Wenn das Medikament nach 4 Wochen nicht wirkt, kann es abgesetzt werden. Als Nebenwirkungen können leichte Bauch- und Kopfschmerzen vorkommen. Sehr selten kommt es zu einer gravierenden Nebenwirkung, nämlich, wenn Kinder zu viel des Medikaments nehmen und zu viel trinken. Dies führt zu einer Blutverdünnung, die sogar mit Bewusstlosigkeit einhergehen kann. Deshalb wird immer empfohlen, nach der abendlichen Eingabe nicht mehr zu trinken und die genaue Dosierung einzuhalten.

5.7 Wie behandelt man kombinierte Ausscheidungsstörungen?

Zu dieser Frage gibt es klare Empfehlungen und eine Reihenfolge, die auf jeden Fall eingehalten werden sollte.

Zuerst sollte immer das Einkoten behandelt werden, sei es mit oder ohne Verstopfung. Alleine die Behandlung des Einkotens wird dazu führen, dass einige Kinder nicht mehr einnässen und sich jede weitere Therapie erübrigt. Auch ist die Wahrscheinlichkeit, Harnwegsinfekte zu entwickeln dadurch geringer.

Wenn Ihr Kind dennoch weiter einnässt, obwohl es nicht mehr einkotet, dann sollte immer ein Einnässen tags zuerst behandelt werden. Beim Einnässen tagsüber handelt es sich ja um eine Störung der Blase. Wenn diese behoben ist, hört bei manchen Kindern das nächtliche Einnässen von selbst auf. Nach genauer Feststellung der Einnässform, wird die Dranginkontinenz, der Aufschub oder die Dyskoordination nach den oben beschriebenen Prinzipien behandelt.

Falls Ihr Kind jetzt nicht mehr einkotet und tags auch nicht mehr einnässt, aber trotzdem noch nachts einnässt – dann kann das nächtliche Einnässen zuletzt behandelt werden. Mittel der ersten Wahl ist die Behandlung mit einem Klingelgerät, so wie oben beschrieben. Falls diese nicht durchführbar ist, steht als Mittel der zweiten Wahl das Medikament Desmopressin zur Verfügung.

6 Einkoten mit psychischen Auffälligkeiten

6.1 Wie häufig sind psychische Störungen bei Kindern, die einkoten?

Zu dieser Frage gibt es inzwischen gute Studien, die zusammengefasst zeigen, dass 30 bis 50 % aller Kinder mit Enkopresis auch eine weitere psychische Störung haben. Diese Rate ist viel höher, als bei Kindern die einnässen. Von daher sollte immer eine Abklärung erfolgen – nicht nur ob eine Störung vorliegt, sondern auch, um welche es sich handelt.

Es gibt keine Störung, die für Enkopresis typisch ist. Die Untersuchungen haben gezeigt, dass manche Kinder mit Einkoten eine Depression haben können, d. h. sie sind unglücklich, traurig, pessimistisch, zeigen wenig Lust und Interessen. Andere Kinder können eine Angststörung aufweisen, d. h. sie haben umschriebene Ängste vor bestimmten Gegenständen und Lebewesen, zeigen Ängste bei Trennung oder sozialen Kontakten oder zeigen übermäßige Sorgen und Ängste ohne erkennbare Auslöser. Andere Kinder zeigen typische Zeichen einer Aufmerksamkeitsdefizit-/Hyperaktivitätsstörung (ADHS): Sie sind motorisch unruhig, können sich nicht konzentrieren, sind leicht abgelenkt und sind impulsiv (d. h. sie handeln, ohne zu denken). Auch Auffälligkeiten im Sozialverhalten sind nicht selten: Die Kinder sind verweigernd, halten sich nicht an die Regeln und sind aggressiv. Für jede dieser Störungen gibt es spezifische Behandlungsmöglichkeiten.

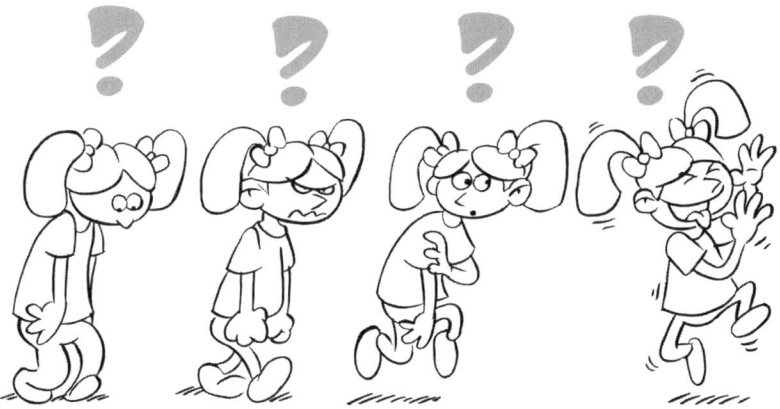

Die Studien zeigen aber auch, dass die meisten Kinder, d. h. 50 bis 70 % keine weitere psychische Störung aufweisen. Sie mögen zwar unglücklich, traurig und belastet sein, doch diese Reaktionen sind in vielen Situationen ganz natürlich und daher keine Störung. In diesen Fällen ist die Enkopresis als erworbene Angewohnheit zu verstehen, die durch die Therapie umgelernt oder umtrainiert wird. Weitergehende Psychotherapien sind in diesem Fall absolut nicht notwendig und kontraindiziert.

6.2   Wie erkennt man psychische Störungen?

Auch hier gilt das Grundprinzip: Erst erfolgt die Abklärung, dann die Behandlung. Die Feststellung, ob eine psychische Störung vorliegt oder nicht, erfordert eine entsprechende Ausbildung und Erfahrung. Sie kann von Kinderpsychiatern, Kinderpsychologen und Kinderärzten mit einer speziellen Zusatzausbildung geleistet werden. Die Frage, ob eine Störung vorliegt, ist nicht willkürlich zu treffen. Es gibt klare Kriterien, die z. B. von der Weltgesundheitsorganisation WHO in dem Klassifikationssystem ICD-10 festgelegt wurden. Um zu einer Entscheidung zu kommen, ob eine Störung vorliegt, ist ein genauer Abklärungsprozess notwendig. Zu diesem gehört die Erhebung der Vorgeschichte einschließlich der Entwicklung des Kindes und der Familie. Das Verhalten des Kindes wird dabei beobachtet und wahrgenommen. Fragebögen können eine wichtige Unterstützung sein. Falls erforderlich, werden eine Intelligenztestung oder sonstige psychologische Tests durchgeführt. Auch eine körperliche Untersuchung ist notwendig. An vielen Kliniken wird auch ein EEG (Messung der Hirnaktivität) durchgeführt. Weitere Untersuchungen sind nur notwendig, wenn sich im Verlauf der ersten Untersuchungen entsprechende Hinweise ergeben.

6.3   Wie behandelt man das Einkoten, wenn eine psychische Störung vorliegt?

Das Einkoten wird immer nach den oben beschriebenen Prinzipien behandelt. Die Grundlage bildet das Toilettentraining, das bei einer Verstopfung mit Abführmitteln kombiniert wird. Diese Grundbehandlung sollte in jedem Fall durchgeführt werden.

Falls eine zusätzliche psychische Störung vorliegt, muss diese gesondert behandelt werden. Falls Ihr Kind also eine depressive oder Angststörung aufweist, sind z. B. Spieltherapien (tiefenpsychologisch fundiert oder personenzentriert) indiziert und wirksam. Die Psychotherapie sollte immer für die begleitende Störung erfolgen und nicht für das Einkoten an sich. Bei umschriebenen Ängsten, wie z. B. Phobien, sind Verhaltentherapien am wirksamsten. Auch bei Auffälligkeiten im Sozialverhalten hat sich ein verhaltenstherapeutisches Vorgehen, bei dem das Verhalten des Kindes direkt behandelt wird, als sehr effektiv erwiesen. Falls Ihr Kind unter ADHS leidet, kann eine medikamentöse Behandlung mit Stimulanzien sehr positive Auswirkungen auf die Konzentration und auf die motorische Unruhe zeigen.

Aus der Vielzahl der Behandlungsmöglichkeiten ist wiederum das Grundprinzip ersichtlich: Erst muss also eine genaue Diagnose gestellt werden, dann muss die Therapieform ausgewählt werden, die für Ihr Kind mit der speziellen Störung zu diesem Zeitpunkt am geeignetsten und wirksamsten erscheint. Unnötige Psychotherapien sind dabei zu vermeiden.

Von der Reihenfolge her gibt es keine allgemeinen Empfehlungen. Diese richtet sich ausschließlich nach Ihrem Kind und Ihrer Familie. In den meisten Fällen kann die Enkopresis und die begleitende psychische Störung gleichzeitig behandelt werden. Falls Ihr Kind aber z. B. an einer schweren ADHS leidet, kann es günstiger sein, diese zuerst zu behandeln. Durch eine gute Einstellung mit Medikamenten wird Ihr Kind mit Sicherheit bereiter sein, dem Toilettentraining zu folgen und die Pläne auszufüllen. Mit anderen Worten, die Behandlung der ADHS kann die Mitarbeit für die Enkopresistherapie deutlich steigern. Falls Ihr Kind nur leichte Ängste oder Sorgen äußert, kann es durchaus gerechtfertigt sein, zunächst die Enkopresisbehandlung abzuwarten. Bei vielen Kindern, die sauber werden, bilden sich solche leichten Auffälligkeiten von selbst wieder zurück und eine weitere Therapie ist nicht notwendig. In jedem Fall sollten Sie das Vorgehen mit Ihrem Kinderpsychiater oder Kindertherapeuten ausführlich besprechen und einen Behandlungsablauf festlegen.

6.4 Wo werden das Einkoten und die psychischen Auffälligkeiten behandelt?

Die meisten Kinder mit Enkopresis können ambulant behandelt werden, d. h. sie bleiben bei Ihnen zu Hause und gehen zu vereinbarten Terminen zur Therapie. Dies reicht für die meisten Kinder vollkommen aus.

Bei schweren Verhaltensauffälligkeiten und psychischen Störungen ist eine stationäre kinderpsychiatrische Behandlung von großer Hilfe. Dort können unter stationären Bedingungen sowohl das Einkoten, sowie auch alle weiteren Auffälligkeiten fachgerecht und intensiv in kurzer Zeit behandelt werden. Bei leichteren Auffälligkeiten kommt auch eine tagesklinische Behandlung in Frage, die jedoch den Nachteil hat, dass das Training zum Teil zu Hause, zum Teil in der Tagesklinik erfolgen muss. Für manche Kinder kann der Wechsel eher belastend sein.

Zusammengefasst können die meisten Kinder also ohne weiteres ambulant behandelt werden. Bei schweren Störungen dagegen sollte der Wechsel zu eher stationären kinderpsychiatrischen Behandlung erfolgen. Wochenlange Kuraufenthalte dagegen sollten vermieden werden und sind für die Behandlung der Enkopresis mit Sicherheit nicht notwenig.

7 Zum Abschluss

Der Sinn dieses Ratgebers war es, Ihnen als Eltern einen Überblick über die verschiedenen Formen des Einkotens zu geben und Sie über die vielfältigen Behandlungsmöglichkeiten zu informieren. Das Einkoten ist als offizielle Erkrankung nach dem Klassifikationssystem ICD-10 der Weltgesundheitsorganisation WHO anerkannt. Es handelt sich um eine Erkrankung, die medizinisch abgeklärt und therapeutisch gut behandelt werden kann. Ihr Kind und Sie haben das Anrecht auf eine wirksame, fachgerechte Behandlung.

Wenn Ihr Kind also sauber werden möchte und darunter leidet, suchen Sie bitte Ihren Kinderarzt auf und holen Sie sich professionelle Hilfe bei Kinderpsychiatern, Kinderpsychologen sowie Kinder- und Jugendlichenpsychotherapeuten. Verlieren Sie das Ziel nicht aus den Augen: Wenn Ihr Kind sauber geworden ist, werden sich viele andere Probleme gelöst haben. Um diese Ziele zu erreichen, lohnt es sich auch über längere Zeit „am Ball zu bleiben". Auf diesem Weg wünsche ich Ihnen und Ihrem Kind alles Gute.

Anhang

Literatur

Gontard, A. von (2004). *Enkopresis: Erscheinungsformen – Diagnostik – Therapie.* Stuttgart: Kohlhammer.

Gontard, A. von (2010). *Enkopresis. Leitfaden Kinder- und Jugendpsychotherapie.* Göttingen: Hogrefe.

Gontard, A. von & Lehmkuhl, G. (2004). *Ratgeber Einnässen. Informationen für Betroffene, Eltern, Lehrer und Erzieher.* Göttingen: Hogrefe.

Gontard, A. von & Lehmkuhl, G. (2009). *Enuresis. Leitfaden Kinder- und Jugendpsychotherapie* (2., überarbeitete Aufl.). Göttingen: Hogrefe.

Arbeitsblätter

Enkopresis-Fragebogen –
Langversion (von Gontard, 2004)

Einkothäufigkeit

Kotet Ihr Kind tagsüber ein?	☐ ja ☐ nein

Wie häufig kotet Ihr Kind am Tag ein? _____ Tage pro Woche
_____ Tage pro Monat

Wie häufig kotet Ihr Kind pro Tag ein? _____ Male pro Tag

Zu welcher Tageszeit kotet Ihr Kind ein?
☐ morgens/vormittags
☐ mittags
☐ nachmittags
☐ abends

Kotet Ihr Kind nachts ein? ☐ ja   ☐ nein

Wie häufig kotet Ihr Kind nachts ein? _____ Nächte pro Woche
_____ Nächte pro Monat

Einkotsymptomatik

Wenn Ihr Kind einkotet, wie groß sind die Stuhlmengen?
☐ nur Stuhlschmieren
☐ teils Stuhlschmieren, teils Stuhlmassen
☐ Einkoten von Stuhlmassen

Wie ist die Beschaffenheit des Stuhls? ☐ fest   ☐ weich   ☐ wässrig

In welchen Situationen kotet Ihr Kind ein?
☐ ohne Anlass
☐ zu Hause
☐ im Streit
☐ bei interessanter Beschäftigung/ Spiel
☐ in der Schule/im Kinder- garten
☐ unterwegs
☐ andere Situationen

54

Einkotsymptomatik

Tritt das Einkoten in Belastungs-situationen auf?   □ ja   □ nein

Kann Ihr Kind z.B. im Auto den Stuhlgang zurückhalten, wenn keine Toilette zur Verfügung steht?   □ ja   □ nein

Wenn ja, wie lange?   _____ Stunden

Rückfälle: Primäre – sekundäre Enuresis

War Ihr Kind schon einmal sauber?   □ ja   □ nein

Wenn ja, wie lange maximal?   _____ Jahre; _____ Monate

Wenn ja, in welchem Alter?   im Alter von _____ Jahren; Monate bis zum Alter von _____ Jahren; Monate

Bestand ein Anlass für das Wiederein-koten?   □ ja   □ nein

Wenn ja, welche?
□ Verstopfung
□ Durchfallerkrankung
□ Schmerzen beim Stuhlgang
□ Aufnahme in den Kindergarten
□ Einschulung
□ Geburt eines Geschwisters
□ Trennung der Eltern
□ andere Anlässe _____

Stuhlverhalten

Trägt Ihr Kind eine Windel?   □ ja   □ nein

Wenn ja, wann?
□ tags   □ nachts
□ tags und nachts

Stuhlverhalten

An wie vielen Tagen hat Ihr Kind Stuhlgang?

_____ Tage pro Woche

Wie viel Mal am Tag hat Ihr Kind Stuhlgang?

_____ Male pro Tag

Wie groß sind die Stuhlmengen?

☐ klein   ☐ mittel   ☐ groß

Welche Beschaffenheit hat der Stuhl Ihres Kindes?

☐ hart
☐ weich
☐ wässrig
☐ wechselnd
☐ mit Blutbeimengung

Kontrollieren Sie regelmäßig den Toilettengang Ihres Kindes?

☐ ja

Müssen Sie Ihr Kind zum Toilettengang auffordern?

☐ ja   ☐ nein

Wenn ja, wie reagiert es darauf?

☐ es geht sofort
☐ wird wütend
☐ verweigert

Nimmt Ihr Kind sich Zeit für den Stuhlgang?

☐ ja   ☐ nein

Wenn ja, wie viel Zeit?

_____ Minuten

Spielt oder liest Ihr Kind dabei?

☐ ja   ☐ nein

Geht Ihr Kind regelmäßig zu bestimmten Tageszeiten auf die Toilette?

☐ ja   ☐ nein

Wenn ja, wann?

_____

Hat Ihr Kind Schwierigkeiten beim Stuhlgang?

☐ ja   ☐ nein

Stuhlverhalten

Muss es dabei pressen?   ☐ ja   ☐ nein

Verspürt Ihr Kind Schmerzen beim
Stuhlgang?   ☐ ja   ☐ nein

Leidet Ihr Kind an Bauchschmerzen?   ☐ ja   ☐ nein

Wie häufig hat Ihr Kind Bauchschmerzen?   _____ Male pro Woche
                       _____ Male pro Monat

Wie stark sind die Bauchschmerzen?   ☐ leicht   ☐ mittel   ☐ schwer

Tritt nach dem Stuhlgang eine Besserung
ein?   ☐ ja   ☐ nein

Leidet Ihr Kind unter Blähungen?   ☐ ja   ☐ nein

Wahrnehmung und Reaktion auf Einkoten

Merkt Ihr Kind, wenn es einkotet?   ☐ ja   ☐ nein

Merken Sie, wenn Ihr Kind einkotet?   ☐ ja   ☐ nein

Woran merken Sie es?   ☐ wirkt abwesend
                       ☐ hat Schmerzen
                       ☐ Sonstiges _____

Sagt Ihnen Ihr Kind, wenn es eingekotet
hat?   ☐ ja   ☐ nein

Wenn nein, versucht Ihr Kind,
es zu verbergen?   ☐ ja   ☐ nein

Versteckt Ihr Kind seine Unterhosen?   ☐ ja   ☐ nein

Wahrnehmung und Reaktion auf Einkoten

Wie verhält sich Ihr Kind, wenn es
eingekotet hat?

☐ gleichgültig
☐ keine Reaktion
☐ traurig
☐ ängstlich
☐ enttäuscht
☐ beschämt
☐ verzweifelt
☐ wütend
☐ Sonstiges

Wer entfernt den Kot aus Kleidung
(oder Bett)?

☐ Eltern ☐ Kind ☐ beide

Leidet Ihr Kind unter dem Einkoten?

☐ ja ☐ nein

Wenn ja, wie intensiv?

☐ mäßig ☐ deutlich
☐ ausgeprägt

Wenn ja, wie zeigt sich das Leiden?

_____

Ist Ihr Kind für eine Behandlung motiviert?

☐ ja ☐ nein

Wie verhalten Sie sich, wenn Ihr
Kind eingekotet hat?

☐ verständnisvoll
☐ tröstend
☐ neutral
☐ ärgerlich
☐ schimpfend
☐ bestrafend
☐ Sonstiges _____

Leiden Sie unter dem Einkoten Ihres
Kindes?

☐ ja ☐ nein

Wenn ja, wie intensiv?

☐ etwas ☐ deutlich
☐ ausgeprägt

Haben Sie Ihr Kind wegen des Einkotens
bestraft?

☐ ja ☐ nein

Wahrnehmung und Reaktion auf Einkoten

Meinen Sie, dass Ihr Kind absichtlich
einkotet?   ☐ ja   ☐ nein

Wer weiß, dass Ihr Kind einkotet?   ☐ Mutter/Vater/Geschwister
                                             ☐ andere Verwandte
                                             ☐ Erzieherin oder Lehrer/in
                                             ☐ Freunde des Kindes
                                             ☐ andere

Wird Ihr Kind wegen des Einkotens
abgelehnt?   ☐ ja   ☐ nein

Wenn ja, wie?   ☐ es wird gehänselt
                                             ☐ ausgeschlossen
                                             ☐ lächerlich gemacht
                                             ☐ Sonstiges _____

Wie häufig geschieht dies?   ☐ selten   ☐ öfters

Von wem wird Ihr Kind geärgert?   _____

Hat Ihr Kind auf Dinge verzichten
müssen, weil es einkotet?   ☐ ja   ☐ nein

Wenn ja, auf welche?   ☐ Klassenfahrt
                                             ☐ Ausflüge
                                             ☐ Schwimmen
                                             ☐ Sonstiges _____

Einnässen

Wie häufig geht Ihr Kind täglich auf
die Toilette, um Wasser zu lassen?   _____ Mal täglich

Nässt Ihr Kind tags über ein?   ☐ ja   ☐ nein

Wenn ja, wie oft?   _____ Tage/Woche

Einnässen

Nässt Ihr Kind nachts ein? ☐ ja ☐ nein

Wenn ja, wie oft? _____ Tage/Woche

Muss Ihr Kind sich besonders beeilen,
die Toilette zu erreichen, wenn es
Harndrang hat? ☐ ja ☐ nein

Geht Ihr Kind nicht auf die Toilette,
obwohl es eigentlich Wasser lassen
müsste? ☐ ja ☐ nein

Wenn Ihr Kind nicht auf die Toilette geht, ☐ Beine zusammen pressen
wie merken Sie das? ☐ hin und her hüpfen
☐ auf der Ferse sitzen
☐ Sonstiges _____

Wie viel Flüssigkeit trinkt Ihr Kind am
Tag? _____ Liter pro Tag

Isst Ihr Kind ballaststoffreiche Nahrungsmittel? ☐ ja ☐ nein

Wenn ja, welche? _____

Isst Ihr Kind bestimmte Lebensmittel
fast ausschließlich? ☐ ja ☐ nein

Wenn ja, welche? _____

Treibt Ihr Kind regelmäßig Sport? ☐ ja ☐ nein

Wenn ja, welche Sportarten? _____

Benutzen Sie Abführmittel für Ihr Kind? ☐ ja ☐ nein

Einnässen

Wenn ja, welche?
- ☐ Polyethylenglykol
- ☐ Milchzucker
- ☐ Einläufe
- ☐ Abführzäpfchen
- ☐ Sonstige _____

Wenn ja, wie häufig?   _____ Male pro Woche

Wurde Ihr Kind wegen des Einkotens
untersucht?   ☐ ja   ☐ nein

Wenn ja, wo und wann?   _____

Wurde Ihr Kind wegen des Einkotens
operiert?   ☐ ja   ☐ nein

Wenn ja, wo und wann?   _____

Was haben Sie wegen des Einkotens
unternommen?   _____

48-Stunden-Toiletten-Protokoll						
Name _____ geboren am _____ Datum _____						
Zeit	Trink-menge (ml)	Wasserlassen auf Toilette – Urinmenge (ml)	Ein-nässen	Stuhl-gang auf Toilette	Ein-koten	Beobach-tungen/ Kommen-tare

48-Stunden-Toiletten-Protokoll – Anweisungen für die Eltern

Um Ihr Kind richtig beurteilen zu können, sind wir auf Ihre Beobachtungen angewiesen.

Bitte notieren Sie an einem, möglichst an zwei Tagen hintereinander, an denen Ihr Kind nicht zur Schule oder in den Kindergarten geht und Sie als Familie wenig vorhaben, folgende Punkte: jedes Wasserlassen, jeden Stuhlgang, Einnässen, Einkoten und Trinken Ihres Kindes mit entsprechender Uhrzeit. Beginnen Sie bitte morgens direkt nach dem Aufstehen mit dem ersten Toilettengang und führen Sie die Beobachtungen bis zum nächsten (bzw. übernächsten) Morgen fort.

Bitte sprechen Sie mit Ihrem Kind darüber. Es soll Ihnen jedes Mal Bescheid sagen, wenn es trinkt oder zur Toilette muss. Bitte messen Sie die Trinkmenge möglichst genau ab. Bitten Sie Ihr Kind, jedes Mal in einem Messbecher Wasser zu lassen und messen Sie die Mengen ab. Sie brauchen die Urinmengen nicht aufzubewahren. In dieser Zeit sollte Ihr Kind nur von sich aus zur Toilette gehen und nicht von Ihnen geschickt werden.

Bitte notieren Sie auch die Zeit von Einnässen, Stuhlgang und Einkoten. Schreiben Sie bitte ferner alles Wichtige auf, das Sie beobachten.

Vielen Dank für Ihre Mitarbeit!

Kloprogramm			
Wochentag			
Montag			
Dienstag			
Mittwoch			
Donnerstag			
Freitag			
Samstag			
Sonntag			

Monatsplan

Dieser Plan gehört: _____

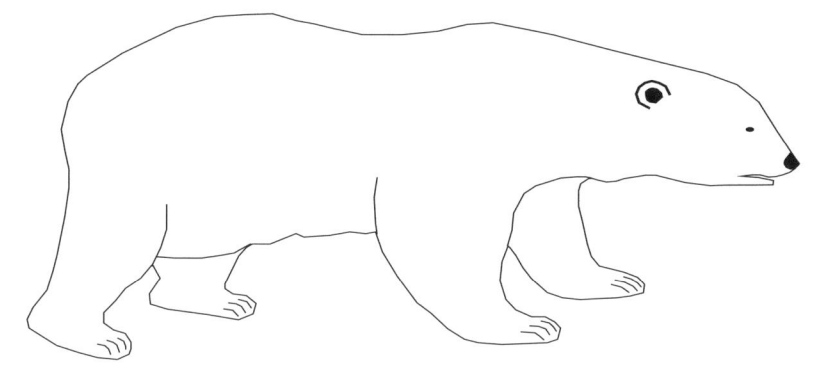

	Mo	Di	Mi	Do	Fr	Sa	So
1.							
2.							
3.							
4.							

Toilettentraining

Ihr Kind soll jeden Tag nach den drei Hauptmahlzeiten für 5 bis 10 Minuten auf der Toilette sitzen.

Datum:	Montag	Dienstag	Mittwoch	Donnerstag	Freitag	Samstag	Sonntag
Morgens: Patient geschickt (→) Patient ging selbst (!)							
Hose: sauber (O) nass (□) beschmiert (△) eingekotet (x)							
Toilettengang: Urin (-) Stuhl (+)							
Mittags: Patient geschickt (→) Patient ging selbst (!)							
Hose: sauber (O) nass (□) beschmiert (△) eingekotet (x)							
Toilettengang: Urin (-) Stuhl (+)							
Abends: Patient geschickt (→) Patient ging selbst (!)							
Hose: sauber (O) nass (□) beschmiert (△) eingekotet (x)							
Toilettengang: Urin (-) Stuhl (+)							

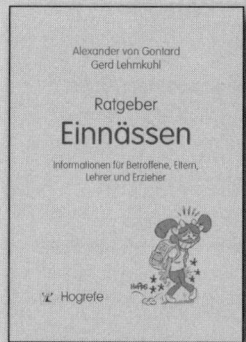

Alexander von Gontard · Gerd Lehmkuhl

Ratgeber Einnässen

Informationen für Betroffene, Eltern, Lehrer und Erzieher

(Reihe: »Ratgeber Kinder- und Jugendpsychotherapie«, Band 4)
2004, 69 Seiten, Kleinformat,
€ 7,95 / sFr. 13,80
ISBN 978-3-8017-1454-3

Ziel des Ratgebers ist es, einen kurzen und verständlichen Überblick über die verschiedenen Formen des Einnässens zu geben sowie über die vielfältigen Behandlungsmöglichkeiten zu informieren. Die Empfehlungen haben sich in vielen Jahren der Praxis bewährt und zur Trockenheit der Kinder sowie zur Entlastung der gesamten Familie geführt.

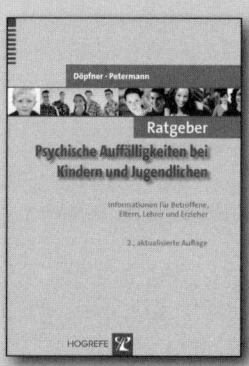

Manfred Döpfner · Franz Petermann

Ratgeber Psychische Auffälligkeiten bei Kindern und Jugendlichen

Informationen für Betroffene, Eltern, Lehrer und Erzieher

(Reihe: »Ratgeber Kinder- und Jugendpsychotherapie«, Band 2)
2., aktualisierte Auflage 2008, 74 Seiten, Kleinformat,
€ 8,95 / sFr. 15,20
ISBN 978-3-8017-2208-1

Der Ratgeber informiert über die Erscheinungsformen, die Ursachen, den Verlauf und die Behandlungsmöglichkeiten bei psychischen Auffälligkeiten im Kindes- und Jugendalter. Verschiedene psychische Probleme und Auffälligkeiten, die im Kindes- und Jugendalter auftreten können, werden kurz beschrieben und Hilfe- sowie Selbsthilfemöglichkeiten aufgezeigt.

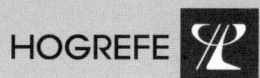

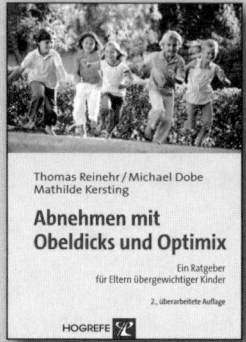

Thomas Reinehr · Michael Dobe · Mathilde Kersting

Abnehmen mit Obeldicks und Optimix

Der Ratgeber für Eltern übergewichtiger Kinder

2., überarbeitete Auflage 2010, 171 Seiten, Kleinformat,
€ 16,95 / sFr. 28,40
ISBN 978-3-8017-2271-5

Beinahe jedes sechste Kind in Deutschland zwischen vier und sechzehn Jahren ist übergewichtig. Die Behandlung ist häufig schwierig und betroffene Familien sind oft überfordert und geben auf. Doch das muss nicht sein! »Obeldicks«, das ganzheitliche Schulungsprogramm für übergewichtige Kinder sowie »Optimix«, ein alltagtaugliches Ernährungskonzept für Kinder – beide von Wissenschaftlern entwickelt und in der Praxis erprobt – können Eltern und Erziehern helfen, gemeinsam mit den Kindern falsches Ernährungs- und Bewegungsverhalten zu überwinden. Der Ratgeber vermittelt Eltern und Erziehern übergewichtiger Kinder anhand von zahlreichen Übungen, Tipps und Rezepten, wie sie die Ressourcen ihrer Kinder stärken können und zu einer gesunden Lebens- und Ernährungsweise finden.

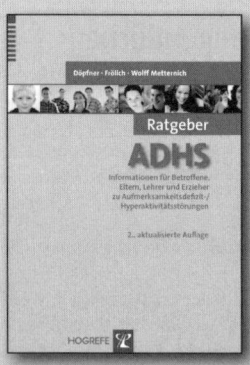

Manfred Döpfner · Jan Frölich · Tanja Wolff Metternich

Ratgeber ADHS

Informationen für Betroffene, Eltern, Lehrer und Erzieher zu Aufmerksamkeitsdefizit-/Hyperaktivitätsstörungen

(Reihe: »Ratgeber Kinder- und Jugendpsychotherapie«, Band 1)
2., aktualisierte Auflage 2007, 49 Seiten, Kleinformat,
€ 6,95 / sFr. 11,60
ISBN 978-3-8017-2104-6

Aufmerksamkeits- und Konzentrationsschwächen, impulsives Verhalten sowie körperliche Unruhe sind Kennzeichen von Kindern und Jugendlichen mit einer Aufmerksamkeitsdefizit-/Hyperaktivitätsstörung (ADHS). Der Ratgeber bietet konkrete Ratschläge zum Umgang mit der Problematik in der Familie, in der Schule und im Kindergarten. Jugendliche erhalten Tipps zur Selbsthilfe.

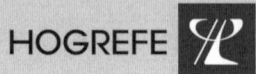